ro
ro
ro

rororo

Dr. med. Franjo Grotenhermen arbeitet als Arzt in eigener Praxis mit dem Schwerpunkt Therapie mit Cannabis und Cannabinoiden in Steinheim, Nordrhein-Westfalen. Er ist Geschäftsführer der Arbeitsgemeinschaft Cannabis als Medizin e. V. (ACM), Geschäftsführer der Internationalen Arbeitsgemeinschaft für Cannabinoidmedikamente (IACM) und Autor einer Vielzahl von Artikeln und Büchern zum therapeutischen Potenzial der Hanfpflanze und der Cannabinoide, ihrer Pharmakologie und Toxikologie.

«Eine Art Zentralinstanz für Fragen zum medizinischen Einsatz von Cannabis.» Die Zeit

«Der Autor zahlreicher Publikationen zum Thema Cannabis als Medizin hat entscheidend dazu beigetragen, dass ein Gesetz in Kraft trat, das Schwerkranken eine Therapie mit Cannabis auf Krankenkassenkosten ermöglicht.» Deutsches Ärzteblatt

*«Vermutlich kein Zweiter in Europa – wenn nicht gar weltweit – verfügt über ein so umfassendes Wissen zu praktisch allen Aspekten des Themas Cannabis als Medizin und darüber hinaus über Erfahrungen in der Behandlung zahlreicher Patient*innen mit allen verschreibungsfähigen Cannabis-basierten Medikamenten.»*

Prof. Dr. Kirsten Müller-Vahl, Medizinische Hochschule Hannover

Dr. med. Franjo Grotenhermen

Die Heilkraft von CBD und CANNABIS

Wie wir mit Hanfprodukten unsere Gesundheit verbessern können

Rowohlt Taschenbuch Verlag

Von jedem verkauften Buch gehen 0,05 Euro zur Unterstützung ihrer Arbeit an die IACM (Internationale Arbeitsgemeinschaft für Cannabinoidmedikamente e. V.).

Originalausgabe
Veröffentlicht im Rowohlt Taschenbuch Verlag, Hamburg, November 2020

Redaktion Fabienne Witte
Covergestaltung zero-media.net, München
Coverabbildung FinePic®, München
Satz aus der Bennet Text Three
bei Pinkuin Satz und Datentechnik, Berlin
Druck und Bindung CPI books GmbH, Leck, Germany
ISBN 978-3-499-00467-4

Die Rowohlt Verlage haben sich zu einer nachhaltigen Buchproduktion verpflichtet. Gemeinsam mit unseren Partnern und Lieferanten setzen wir uns für eine klimaneutrale Buchproduktion ein, die den Erwerb von Klimazertifikaten zur Kompensation des CO_2-Ausstoßes einschließt.
www.klimaneutralerverlag.de

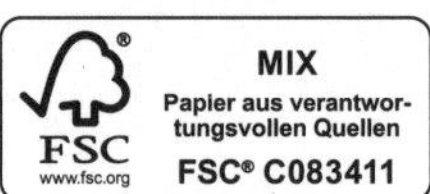

Inhalt

Vorwort **9**

1 Das große Missverständnis **13**

2 Was ist das Besondere an einer Therapie mit THC und CBD? **17**

3 Antworten auf die häufigsten Fragen zu THC und CBD **22**

4 Eine kurze Geschichte von Hanf und Mensch **28**

5 Die Cannabispflanze: Porträt einer erstaunlichen Heilpflanze **42**

6 Das körpereigene Cannabinoidsystem: Wie Cannabinoide wirken **59**

7 Der rechtliche Rahmen der Cannabisnutzung in Deutschland **72**

8 Die Rechtslage in der Schweiz und Österreich **94**

9 Hinweise zur Vorbereitung auf einen Arztbesuch **97**

10 Bei welchen Erkrankungen Cannabis und Cannabinoide nützlich sein können **106**

11 Verbesserung von Lebensqualität und Wohlbefinden **155**

12 Das Endocannabinoidsystem, CBD und Sport **159**

13 Cannabis bei Krebserkrankungen **162**

14 Kombinationen und Wechselwirkungen mit anderen Medikamenten **169**

15 Vorsichtsmaßnahmen bei der Einnahme von Hanfprodukten **177**

16 Die optimale Einnahme von Cannabis **184**

17 Cannabinoide in anderen Pflanzen **193**

18 Häufige und hartnäckige Irrtümer **195**

Glossar **205**
Weiterführende Literatur **209**
Adressen **210**
Quellen **213**

Die Heilkraft von CBD und CANNABIS

Vorwort

Die Geschichte der Erforschung des CBD (Cannabidiol) erinnert an die jenes kleinen gallischen Dorfes, das als einziges nicht von den Römern besetzt war. Während sich seit den siebziger Jahren zahlreiche Wissenschaftler*innen mit dem Cannabiswirkstoff THC befassen, gab es nur eine wissenschaftliche Arbeitsgruppe, die Forschung zu CBD betrieb. Sie arbeitet weiterhin am Institut für Neurowissenschaften und Verhalten der Universität von São Paulo in Brasilien. Anders als THC, dessen psychedelische Wirkungen und medizinische Eigenschaften den meisten Menschen seit geraumer Zeit bekannt sind, war CBD in der Bevölkerung lange ein nicht beachteter Wirkstoff der Hanfpflanze.

Nun, wir kennen den weiteren Verlauf der Geschichte. Heute ist ganz Gallien von den Römern befreit, und das Thema CBD ist in aller Munde.

Im Rahmen meiner Laudatio auf dem 10. Kongress der International Association for Cannabinoid Medicines (IACM) Ende 2019 in Berlin hatte ich das Vergnügen, die Verdienste von Professor José Alexandre de Soua Crippa, Mitglied eben jener brasilianischen Arbeitsgruppe, zu würdigen. Professor Crippa erhielt den IACM-Preis für seine klinische Forschung zu Cannabidiol.

Die Professoren Isac Karniol und Elisaldo Carlini, Vorgänger Crippas am Institut für Neurowissenschaften und Verhalten in São Paolo, hatten bereits 1972 in einem Fachartikel darauf hingewiesen, dass mit THC nicht alle Wirkungen von Cannabis erklärt werden können,[1] und begonnen, sich intensiv mit CBD sowie den Wechselwirkungen von THC und CBD zu befassen.

Ihre frühen und danach konsequent fortgeführten Forschungsarbeiten waren bahnbrechend für unser heutiges Wissen um CBD. Die von den Professoren Crippa und Zuardi übernommene Arbeit bringt immer wieder neue und erstaunliche Ergebnisse zutage. Viele weitere Wissenschaftler*innen haben sich heute dem Thema CBD zugewandt, diesem faszinierenden Bestandteil der Hanfpflanze.

Es gibt noch eine Parallele zu den widerspenstigen Galliern aus der Feder des Zeichners Albert Uderzo. Zwar macht ein Extrakt aus der Hanfpflanze nicht wie der Zaubertrank des Druiden Majestix unbesiegbar, es gibt jedoch keine weiteren bekannten Substanzen, die ein solch breites therapeutisch nutzbares Wirkungsspektrum aufweisen wie THC und CBD. Sie verfügen über schmerzlindernde Eigenschaften und sind effektiv bei zahlreichen neurologischen Erkrankungen, psychiatrischen Leiden, Autoimmunerkrankungen, chronischen Entzündungen, Hauterkrankungen und vielem mehr. In jüngerer Zeit wurde zudem vermehrt auf die mögliche Steigerung der Lebensqualität durch THC und CBD hingewiesen, ein Begriff, der sich mit der Verbesserung des Wohlbefindens gleichsetzen lässt.

Während THC mit bekannten Nebenwirkungen wie etwa psychedelischen Effekten, Einschränkungen der psychomotorischen Leistungsfähigkeit und einem möglichen ungünstigen Einfluss auf das Herz-Kreislauf-System assoziiert sein kann, besitzt CBD den Charme und Vorteil eines in geringen Dosen meist nebenwirkungsfreien Naturprodukts.

Gibt es weitere gallische Dörfer in der Hanfpflanze, die bisher noch nicht ausreichend wissenschaftlich erobert und in der Bevölkerung weitgehend unbekannt sind? Gewicht abnehmen mit THCV? CBG (Cannabigerol) als Antibiotikum gegen multiresistente Keime einsetzen? Entzündungen bekämpfen mit Beta-Caryophylen?

Wir alle, die an diesem Thema arbeiten, befinden uns in einem kontinuierlichen Lernprozess. Als ich vor mehr als 25 Jahren begann, mich mit dem medizinischen Einsatz von Cannabis zu befassen, war ich davon überzeugt, dass sich dessen Wirkungen nahezu vollständig auf THC reduzieren lassen. Für psychiatrische Erkrankungen erschien mir eine entsprechende Therapie zu gefährlich. Beides hat sich im Laufe der Jahre deutlich verändert. Viele Ärztinnen und Ärzte, die sich der Thematik zuwenden, benötigen ebenfalls Zeit, um zu erkennen, dass THC nicht gleich Cannabis ist und Cannabinoide in der Therapie psychiatrischer Erkrankungen durchaus ihren Platz haben.

Ich erinnere mich gut daran, wie mir erstmals ein Patient erzählte, dass er mit Hilfe von Cannabis seinen Tinnitus (starke Ohrgeräusche) in den Griff bekomme. Später habe ich weitere Patient*innen, die an einem Tinnitus litten, erfolgreich mit THC-reichen Cannabisprodukten behandelt. Ich konnte mir zunächst nicht erklären, warum Cannabis bei Tinnitus helfen kann, bis mir schließlich klarwurde, dass die Prozesse im Gehirn ungefähr jenen bei einer Epilepsie ähneln, die ebenfalls eine Übererregung bestimmter Botenstoffe zur Folge haben. Im einen Fall führen diese zu Krämpfen und anderen Epilepsiesymptomen, im anderen Fall simulieren sie das Vorliegen von Tönen und Geräuschen. Leider gibt es bisher keinerlei Studien zu dem Thema, sodass völlig unbekannt ist, bei wie viel Prozent der Tinnitus-Patient*innen Cannabis wirksam sein könnte. Ist es eine seltene Ausnahme? Sind es vielleicht fünf oder zehn Prozent? Wir wissen es nicht. Ich weiß nur, dass es einigen Patientinnen und Patienten hilft. So ist es mit vielen anderen möglichen Indikationen.

Im Jahr 2018 kam während einer Tagung ein Mann auf mich zu. Ich hätte ihm das Leben gerettet, begann er seine Geschichte. Er komme aus Spanien und habe die spanische Übersetzung eines meiner Bücher gelesen. Er leide Tag und Nacht unter einem sehr starken Tinnitus mit einer Intensität von 90 Dezibel, sodass er entschlossen gewesen sei, sich das Leben zu nehmen. Dann habe er aufgrund meines Berichtes in jenem Buch begonnen, verschiedene THC-reiche Cannabissorten auszuprobieren. Nichts habe geholfen. Er versuchte es dann mit CBD-reichen Extrakten. Auch das habe nichts gebracht. Schließlich fing er an, reines CBD zu inhalieren – mit Erfolg. Er nehme nun etwa alle 15 bis 20 Minuten einen Zug aus einer elektronischen Zigarette mit CBD, was das extrem laute Geräusch in ein leises Rauschen verwandle. Ich hatte noch nie davon gehört, dass auch CBD bei Tinnitus wirksam sein kann. Es erschien mir aber sofort nachvollziehbar, denn sowohl THC als auch CBD verfügen über antiepileptische Eigenschaften. Wieso sollten sie bei Tinnitus nicht ebenfalls die gleichen Wirkungen aufweisen?

Die Erforschung des therapeutischen Potenzials der Hanfpflanze und der Wirkungsweise ihrer Inhaltsstoffe wird uns noch viele Jahrzehnte beschäftigen.

Die Forschungsreise und der Austausch zwischen Wissenschaftler*innen, Ärzt*innen und Patient*innen gehen weiter. Dieses Buch liefert einen für die praktische Anwendung gedachten Zwischenbericht, in den ich all meine persönliche Erfahrung und wissenschaftlichen Kenntnisse aus mehr als 25 Jahren intensiver Beschäftigung mit der Thematik eingebracht habe.

Steinheim (Westfalen), im Juli 2020
Dr. med. Franjo Grotenhermen

1 Das große Missverständnis

Wenn Cannabis-Patient*innen Aussagen von Wissenschaftler*innen über das therapeutische Potenzial von Cannabis lesen, schütteln sie häufig verständnislos den Kopf. Wenn Wissenschaftler*innen, die sich mit Cannabis befassen, Aussagen von Patient*innen lesen, schütteln sie ebenfalls häufig verständnislos den Kopf. Und dieses wechselseitige Unverständnis hat nichts mit der Sprache zu tun.

Wissenschaftler*innen verbringen in ihren stillen Kämmerlein viel Zeit damit, Studien zu analysieren, um daraus Übersichten zur aktuellen Studienlage anzufertigen. Da geht es um die Grade von Evidenz, also der nachgewiesenen Wirksamkeit von Cannabismedikamenten bei verschiedenen Erkrankungen und Symptomen. Für einige wenige Indikationen gibt es eine vergleichsweise gute Evidenz, wie beispielsweise bei der Spastik von Personen mit multipler Sklerose, bei neuropathischen Schmerzen oder Appetitlosigkeit mit Gewichtsverlust bei HIV-Positiven. Der Evidenzgrad für die medizinische Wirksamkeit von CBD ist mit Ausnahme bestimmter Formen der Epilepsie nicht besonders hoch. Wenn etwas allerdings noch nicht erforscht wurde, kann es in diese Analysen und Übersichten auch nicht einfließen. Niedrige Evidenz bedeutet meistens einfach nur, dass es noch nicht ausreichend erforscht wurde, und nicht, dass es nicht wirksam ist.

Patient*innen hingegen haben eigene Erfahrungen mit der Wirksamkeit von Cannabismedikamenten bei unterschiedlichen Erkrankungen gemacht. Diese sind im konkreten Fall entweder wirksam oder nicht, möglicherweise auch nur zu einem gewissen Grade. So kann es passieren, dass der Grad der Evidenz bei einer bestimmten Erkrankung nach wissenschaftlichen Kriterien sehr gut, das Medikament im konkreten Fall aber unwirksam ist. Andererseits können Cannabis oder CBD im Einzelfall hervorragend wirken, bestimmte Symptome nahezu vollständig zum Verschwinden bringen und die Lebensqualität erheblich verbessern, ohne dass dazu auch nur eine einzige klinische Studie vorliegt, geschweige denn solche, die eine hohe Evidenz der Wirksamkeit nachweisen. Beispiele gibt es viele: THC-reiches Cannabis bei Hyperhidrose (übermäßige Schweißproduktion), Tinnitus oder Akne inversa; CBD bei Depressionen, Schlafstörungen und Entzündungen.

Und so reden Wissenschaftler*innen und Patient*innen aneinander vorbei. Das wird noch viele Jahre so bleiben, bis die wissenschaftliche Forschung nachvollzogen hat, was viele Patient*innen schon wissen. Die Geschichte der Erforschung des therapeutischen Potenzials von Cannabis und einzelner Cannabinoide begann meistens mit der Erfahrung eines Patienten, der seinem Arzt anschließend davon berichtet hat. Oder mit Beobachtungen von Ärzten aus Europa und den USA im 19. Jahrhundert, über die uns viele Erfahrungsberichte vorliegen.

Der wissenschaftliche Kenntnisstand sagt nichts über die reale Wirksamkeit von Cannabinoiden und ihren zukünftigen Stellenwert in der Medizin aus. Selbst wenn es bei einigen Indikationen bisher nur Grundlagenforschung oder Fallberichte gibt, so könnte die Studienlage in 20 Jahren ganz anders aussehen. Allerdings ist unbekannt, ob solche Studien auch stattfinden werden. Dazu müssten Forschungsgelder bereitgestellt werden, was für die Erforschung der therapeutischen Wirkung von natürlichen Cannabinoiden in den vergangenen Jahrzehnten nur sehr unzureichend geschehen ist. Wir kennen genug Beispiele aus den USA, Deutschland und anderen Ländern, in denen trotz des Rufes nach wissenschaftlicher Evidenz keine klinischen Studien finanziert wurden. Mehr noch: Ihre Durchführung wurde zum Teil aktiv behindert.

Es wird wahrscheinlich noch viele Jahrzehnte dauern, bevor sich Wissenschaftler*innen und Patient*innen verstehen werden, weil sie auf der Grundlage unterschiedlicher Ansätze zu ähnlichen Ergebnissen gelangt sind. Bis dahin können wir nur versuchen, die andere Seite, die andere Sichtweise ein wenig besser nachzuvollziehen.

Was können wir aus weitverbreiteten Fehlern lernen?

Zwei gängige Beispiele zeigen, wie man es nicht machen sollte. Beide sind zumindest teilweise monetär getrieben. Und wo es um Geld geht, setzt die Vernunft häufig aus.

Das erste Beispiel betrifft die übertriebenen Heilsversprechen durch eine Therapie mit CBD. CBD ist wirklich eine phantastische Substanz, aber die Indikationen, mit denen es beworben wird, haben mit der Realität oft wenig zu tun. Beispielsweise kann CBD in einigen Fällen bei Schmerzen helfen. Das ist aber sehr selten. CBD ist grundsätzlich kein Schmerzmittel. Wie wir wissen, bestätigen Ausnahmen die Regel. Hier wäre es gut, mehr auf die Wissenschaft zu hören.

Das zweite Beispiel betrifft die Kriterien, nach denen die Krankenkassen bei einer Therapie mit THC-reichen Medikamenten nach § 31 Abs. 6 Sozialgesetzbuch V beurteilen, ob eine begründete Aussicht auf Linderung vorliegt und damit eine Voraussetzung zur Kostenübernahme einer solchen Therapie erfüllt ist. Ein Patient kann schwer krank sein, und Ärztin und Patient stellen fest, dass Cannabis sehr gut hilft, viel besser als alles andere, was die moderne Medizin sonst noch zu bieten hat. Aber weil es keine Studien gibt, besteht keine begründete Aussicht auf Linderung. Das ist eine absurde Situation. Hier wäre es gut, mehr auf die Ärztin und den Patienten zu hören.

Letztlich sollte es immer um die gleichen Fragen gehen: Hilft das Medikament mehr, als es schadet? Ist es wirksam? Profitieren Patient*innen davon? Wird es gut vertragen? Halten sich die möglichen Nebenwirkungen in Grenzen?

Und am Ende entscheiden sich diese Fragen stets am konkreten Patienten, so wie es mit allen anderen Medikamenten auch ist. Hilft es ihm? Hilft es ihr? Verbessert es seine oder ihre Lebensqualität? Macht es das Dasein trotz einer Erkrankung lebenswerter? Steigert es das Wohlbefinden und die Lebensqualität?

2 Was ist das Besondere an einer Therapie mit THC und CBD?

THC und CBD fallen im Vergleich zu anderen Medikamenten vor allem dadurch auf, dass sie ein sehr breites Wirkspektrum aufweisen. Außerdem zeichnen sie sich durch eine besonders hohe Sicherheit aus.

Die ungewöhnlich hohe Sicherheit von THC und CBD

Die pharmakologische Besonderheit von THC und CBD liegt in ihrer Sicherheit. Bisher sind bei gesunden Personen keine Todesfälle durch Cannabis bekannt. In einer amerikanischen Studie aus dem Jahr 1973 wurde Affen über ihr Futter bis zu neun Gramm reines THC pro Kilogramm Körpergewicht verabreicht, ohne dass ein Affe daran gestorben wäre.[2] Das entspricht bei einem Affen mit einem Körpergewicht von fünf Kilogramm 45 Gramm THC oder so viel THC, wie man in 500 Gramm Cannabis mit einem THC-Gehalt von neun Prozent findet. Es gibt Menschen, die extrem hohe THC-Dosen problemlos vertragen, beispielsweise 20 oder 30 Gramm Cannabis mit einem hohen THC-Gehalt.

Die höchste CBD-Dosis, die Menschen im Rahmen einer Studie pro Tag verabreicht wurde, war sechs Gramm reines CBD, die weitgehend problemlos vertragen wurde.[3] Das entspricht 300 Millilitern eines Hanfextraktes mit fünf Prozent CBD.

Vorsicht ist bei THC geboten, wenn Vorerkrankungen vorliegen, wie beispielsweise Herzerkrankungen und Schizophrenie, oder wenn THC mit anderen Substanzen (Medikamente, Alkohol, Amphetamine) zusammen eingenommen wird. Weitere Informationen hierzu finden sich in Kapitel 14. Auch bei CBD muss man vorsichtig sein, wenn es in sehr hohen Dosen zusammen mit anderen Medikamenten eingenommen wird.

THC verursacht keine körperlichen Langzeitschäden ...

THC-haltige Medikamente gehen auch bei langfristiger Einnahme kaum oder überhaupt nicht mit körperlichen Schäden einher.[4] Man kann THC-haltige Präparate also jahrzehntelang einnehmen, ohne Magen, Leber, Nieren oder Herz zu schädigen.

... aber die akute Verträglichkeit von THC ist häufig schlecht

Im Unterschied zu vielen anderen Medikamenten ist die akute Verträglichkeit von THC-haltigen Cannabismedikamenten häufig schlecht. Viele Menschen vertragen die psychischen Wirkungen nicht gut oder reagieren mit Kreislaufbeschwerden. Allerdings entwickelt sich im Laufe von Wochen oder Monaten häufig eine Toleranz gegenüber unerwünschten akuten Wirkungen wie etwa Müdigkeit, Heiterkeit und Angstzuständen oder einer Beschleunigung des Herzschlages, sodass das Medikament dann besser vertragen wird.[5]

CBD verursacht keine Abhängigkeit ...

CBD ist eine Substanz, die psychische Leiden wie Depressionen und Ängste lindern und damit die Lebensqualität verbessern kann, ohne dass es eine Abhängigkeit verursacht. Man kann das Präparat auch nach langzeitiger Einnahme jederzeit ohne Entzugserscheinungen absetzen. So traten bei den 30 Teilnehmern einer Studie, die sechs Wochen lang täglich zweimal 750 Milligramm CBD erhalten hatten, keinerlei Entzugssymptome auf, als dieses abrupt abgesetzt wurde.[6]

… aber es kann in hohen Dosen zu Wechselwirkungen mit anderen Medikamenten kommen

CBD kann sehr gut zusammen mit anderen Medikamenten kombiniert werden. Bei niedrigen Dosen gibt es überhaupt keine Probleme. Wird CBD jedoch in hohen Dosen eingenommen, wie es etwa bei Epilepsie oder Psychosen üblich ist, so müssen mögliche Wechselwirkungen mit anderen Medikamenten berücksichtigt werden. Eventuell ist es erforderlich, die Dosis dieser Medikamente anzupassen.

Das ungewöhnlich breite Wirkungsspektrum

Auf der gesamten Welt sind keine weiteren Moleküle bekannt, die ein derart breites therapeutisches Potenzial besitzen.

Mögliche Einsatzgebiete für Cannabis und THC sind:

- **Allergien:** Asthma, Hausstauballergie, Heuschnupfen
- **Appetitlosigkeit und Abmagerung:** HIV / Aids, fortgeschrittene Krebserkrankung, Hepatitis C
- **Bewegungsstörungen:** Bewegungsstörungen mit einem Übermaß an Bewegungen (hyperkinetische Bewegungsstörungen) wie Tourette-Syndrom, Dystonie (zum Beispiel spastischer Schiefhals oder Lidkrampf), durch eine Behandlung mit Levodopa ausgelöste Dyskinesien bei der Parkinson-Krankheit, tardive Dyskinesien (eine mögliche Nebenwirkung von Neuroleptika, die bei Schizophrenie verwendet werden), essenzieller Tremor (Zittern)
- **Chronisch-entzündliche Erkrankungen:** Colitis ulcerosa, Morbus

Crohn (eine Darmerkrankung), rheumatoide Arthritis, Morbus Bechterew (entzündliche Arthritis der Wirbelsäule und der großen Gelenke), Psoriasis (Schuppenflechte), Neurodermitis, Akne inversa

- **Epilepsie**
- **Erhöhter Augeninnendruck:** Glaukom (grüner Star)
- **Hauterkrankungen:** Neurodermitis, Psoriasis (Schuppenflechte), Akne inversa
- **Hörstörungen:** Tinnitus (Ohrgeräusche)
- **Juckreiz:** starker Juckreiz bei Lebererkrankungen, Neurodermitis
- **Krebshemmung:** Krebserkrankungen
- **Psychische Erkrankungen:** Depressionen, Angststörungen, bipolare Störungen (manisch-depressive Störung), posttraumatische Belastungsstörung, Hyperaktivität, ADS (Aufmerksamkeitsdefizitsyndrom) beziehungsweise ADHS (Aufmerksamkeitsdefizit-/Hyperaktivitätssyndrom), Impotenz, Alkoholismus, Opiatabhängigkeit, Schlafmittelabhängigkeit, Schlaflosigkeit, Autismus, verwirrtes Verhalten bei der Alzheimer-Krankheit
- **Reizdarm**
- **Schmerzen:** Migräne, Clusterkopfschmerz, Phantomschmerzen, Neuralgien (Nervenschmerzen, zum Beispiel Ischialgie/Ischiasschmerzen), Menstruationsbeschwerden, Parästhesien (Kribbeln, Brennen, Ameisenlaufen) bei Diabetes oder Aids, Hyperalgesie (verstärkte Schmerzempfindlichkeit), Schmerzen bei verspannter Muskulatur und Muskelkrämpfen, Arthrose, Arthritis, Colitis ulcerosa (eine chronische Darmentzündung), Restless-Legs-Syndrom (Syndrom der unruhigen Beine), Fibromyalgie (Weichteilrheumatismus)
- **Singultus** (Schluckauf)
- **Spastik, Muskelkrämpfe:** multiple Sklerose, Querschnittsläh-

mung, Spastik nach Schlaganfall, Spannungskopfschmerz, Bandscheibenprobleme und Verspannungen der Rückenmuskulatur
- **Übelkeit und Erbrechen:** Krebschemotherapie, HIV / Aids, Hepatitis C, Schwangerschaftserbrechen, Übelkeit im Rahmen von Migräne
- **Überproduktion von Magensäure:** Magenschleimhautentzündung
- **Überproduktion von Schweiß:** Hyperhidrose
- **Weitung der Bronchien:** Asthma, Luftnot bei anderen Erkrankungen der Atemwege

Für Cannabidiol kommen unter anderem folgende medizinische Einsatzgebiete in Frage:
- Amyotrophe Lateralsklerose (Erkrankung des motorischen Nervensystems)
- Angststörungen
- Arterielle Gefäßsteifigkeit
- Autismus
- Bewegungsstörungen: Dystonie, Dyskinesie
- Bluthochdruck
- Depressionen
- Diabetes
- Drogenabhängigkeit
- Entzündungen
- Epidermolysis bullosa (genetisch bedingte Hautkrankheit)
- Epilepsie
- Fragiles X-Syndrom (erbliche geistige Behinderung)
- Schizophrene Psychosen
- Schlafstörungen
- Schmerzen (meistens jedoch nicht wirksam)
- Übergewicht

3 Antworten auf die häufigsten Fragen zu THC und CBD

Antworten zu Cannabidiol (CBD)

1. Was ist Cannabidiol?

Cannabidiol ist ein Bestandteil der Hanfpflanze (Cannabis sativa L.). Es zählt zu den Cannabinoiden.

2. Macht CBD high?

CBD wirkt nicht psychedelisch und macht nicht high. Der Rauschzustand ist vielmehr auf THC, ein weiteres Cannabinoid der Cannabispflanze, zurückzuführen. Hanfextrakte mit CBD enthalten häufig unterschiedliche THC-Restmengen.

3. Bei welchen «Beschwerden» kann ich CBD nehmen?

CBD kann in der Medizin in höheren Dosen zur Behandlung einiger Erkrankungen eingesetzt werden, zum Beispiel bei Epilepsie, Angststörungen, Entzündungen, Schlafstörungen und schizophrenen Psychosen. Die Wirkung geringer Dosen, wie sie in Nahrungsergänzungsmitteln auf Hanfbasis eingenommen werden, ist bisher nicht erforscht. Anwender*innen berichten bei der innerlichen Anwendung beispielsweise von Entspannung und verbessertem Schlaf. Forscher des Max-Planck-Instituts für die Biologie im Alter und der Universität Köln haben nachgewiesen, dass das Immunsystem bei älteren Menschen beeinträchtigt ist.[7] Ein Aspekt dieser Beeinträchtigung ist eine chronische Entzündung, die für verschiedene Leiden im Alter wie beispielsweise die

Alzheimer-Krankheit verantwortlich gemacht wird. CBD könnte im Alter möglicherweise sinnvoll genutzt werden, um diese verstärkte Entzündungsaktivität zu reduzieren.

4. Auf was sollte ich bei der Einnahme von CBD-Tropfen oder Kapseln achten?

CBD ist in geringen Dosen als Nahrungsergänzungsmittel sehr gut verträglich. Es sind daher keine Vorsichtsmaßnahmen erforderlich. Anders verhält es sich bei hohen, medizinisch relevanten Dosen. Hier werden nicht selten unerwünschte Wechselwirkungen mit anderen Medikamenten, etwa solche gegen Epilepsie, beobachtet. In höheren Dosen können auch Nebenwirkungen wie beispielsweise Übelkeit auftreten.

5. Worauf kommt es bei der Dosierung an?

Die Dosis hängt nicht von der in Prozent angegebenen CBD-Konzentration der Produkte ab, sondern von der eingenommenen Menge. So kann man mit einem Produkt mit fünf Prozent CBD die gleiche CBD-Dosis einnehmen wie mit einem Produkt mit zehn Prozent CBD. Im Falle einer geringeren Konzentration muss nur eine höhere Menge eingenommen werden, um die gleiche Dosis aufzunehmen.

6. Wie wirkt CBD bei äußerlicher Anwendung?

CBD kann sich günstig auf Hautprobleme, Hauterkrankungen (Neurodermitis) und die Hautalterung auswirken. Es wirkt entzündungshemmend und fördert die Produktion von antioxidativen Enzymen in bestimmten Hautzellen (Keratinozyten).

7. Was ist der Unterschied zwischen verschriebenen CBD-Produkten und CBD in Nahrungsergänzungsmitteln?

Reines CBD ist seit 2016 ein verschreibungspflichtiges Arzneimittel und unterliegt daher strengen gesetzlichen Regelungen.

Es kann nur in der Apotheke legal erworben werden. Reine CBD-Lösungen sind als Nahrungsergänzungsmittel unzulässig. Nahrungsergänzungsmittel zählen grundsätzlich zu den Lebensmitteln. Es wird gegenwärtig juristisch diskutiert, ob CBD-Extrakte (ohne synthetisches CBD) als Nahrungsergänzungsmittel verkauft werden dürfen oder nicht. Dabei setzt sich in der Justiz überwiegend die Auffassung durch, dass alle Nahrungsergänzungsmittel mit CBD der sogenannten Novel-Food-Verordnung der Europäischen Union unterliegen und daher ohne Zulassung nicht vermarktet werden dürfen. Es gibt bisher allerdings keine abschließende höchstrichterliche Klärung. Häufig werden sie daher als Aroma-Öle oder Mund-Öle angeboten.

8. Worauf sollte ich beim Kauf achten? Spielt der Preis eine Rolle?
Der Preis ist unbedeutend. Günstige Präparate können genauso wirksam sein wie teure. Es kommt vor allem darauf an, einen zuverlässigen Hersteller auszuwählen. Es gibt vor allem zwei Anhaltspunkte zur Bewertung der Qualität eines Produktes. Liegen Analysenzertifikate eines zertifizierten Labors für das Produkt vor? Handelt es sich um natürliche Extrakte oder um synthetisches CBD, das mit Hanföl verdünnt wurde? Sogenannte CBD-Extrakte mit 10 % oder noch hören CBD-Anteilen können nicht natürlich sein, weil solche Konzentrationen in der Natur nicht vorkommen.

Antworten zu THC-reichen Cannabismedikamenten

1. Welche Voraussetzungen müssen erfüllt sein, damit ein Arzt oder eine Ärztin THC-reiche Cannabismedikamente verschreiben darf?
Die Voraussetzungen sind im § 13 des Betäubungsmittelgeset-

zes beschrieben. Danach muss eine Behandlung mit Betäubungsmitteln begründet sein. Sie ist insbesondere dann nicht begründet, wenn «der beabsichtigte Zweck auch auf andere Weise erreicht werden kann». Wenn andere Therapien bei gleicher Verträglichkeit genauso wirksam sind, dürfen Betäubungsmittel, also auch THC-reiches Cannabis, nicht eingesetzt werden.

2. Unter welchen Voraussetzungen übernehmen die gesetzlichen Krankenkassen eine Therapie mit Cannabismedikamenten?
Im Wesentlichen müssen drei Voraussetzungen erfüllt sein. Erstens muss eine schwere Erkrankung vorliegen, zweitens darf diese unter Abwägung des möglichen Nutzens und der Risiken nicht anders als mit Cannabis behandelbar sein, und drittens muss eine begründete Aussicht auf Linderung der Symptome bestehen. Ausnahmen gelten nur für zwei zugelassene Präparate. So ist der Cannabisextrakt Sativex® für die Behandlung der mittelschweren bis schweren Spastik bei Multiple Sklerose im Erwachsenenalter und das Nabilon-Präparat Canemes® für die Behandlung von Übelkeit und Erbrechen aufgrund einer Chemotherapie in Deutschland und anderen Ländern arzneimittelrechtlich zugelassen.

3. Dürfen Medikamente auf Cannabisbasis verschrieben werden, auch wenn die Krankenkasse die Kosten nicht übernimmt?
Ja, es müssen nur die Voraussetzungen des § 13 Betäubungsmittelgesetz erfüllt sein. Eine Verordnung auf einem Privatrezept ist dann jederzeit möglich.

4. Gibt es Symptome oder Erkrankungen, bei denen Cannabismedikamente nicht verschrieben werden dürfen?
Nein. Die Behandlung muss allerdings begründet sein.

5. Welche Medikamente auf Cannabisbasis stehen in Deutschland zur Verfügung und können verschrieben werden?
Einzelne Cannabinoide wie CBD und THC / Dronabinol, zugelassene Medikamente (Canemes®, Sativex®), Medizinal-Cannabisblüten, Cannabisextrakte.

6. Welche Unterschiede gibt es zwischen der oralen und der inhalativen Einnahme von Cannabismedikamenten?
Es gibt Unterschiede beim Eintritt der Wirkung, der Zeit bis zum Wirkungsmaximum und der Dauer der Wirkung. Nach der Inhalation tritt die Wirkung nach wenigen Sekunden bis Minuten ein, weist nach etwa 20 bis 30 Minuten ihr Wirkungsmaximum auf und dauert nicht so lange wie nach der oralen Einnahme. Nach der oralen Einnahme tritt die Wirkung nach 30 bis 90 Minuten ein und hat im Allgemeinen ihr Wirkungsmaximum nach etwa 2 bis 3 Stunden. Die Dauer der Wirkung hängt aber auch von der Dosis und der Art der Wirkung (zum Beispiel Schmerzlinderung, psychische Effekte etc.) ab. So kann die euphorisierende Wirkung nach der Inhalation bereits nach 2 bis 3 Stunden abgeklungen sein, während die schmerzlindernde Wirkung noch mehrere Stunden darüber hinaus anhalten kann.

7. Welche Dosis wird für eine erfolgreiche Therapie benötigt?
Die Dosis hängt nicht von der Indikation ab, sondern von der individuellen Verträglichkeit und Wirksamkeit bei dem jeweiligen Patienten. Es gilt der Grundsatz: Start low, go slow – mit kleinen Dosen beginnen und langsam steigern.

8. Welche Nebenwirkungen können auftreten?
Cannabismedikamente werden akut oft nicht gut vertragen, sodass mit kleinen Dosen begonnen werden sollte, um starke Nebenwirkungen zu vermeiden. Dazu zählen häufig Sedierung, Schwindelgefühl, Mundtrockenheit sowie eine Reduzierung der

geistigen und psychomotorischen Leistungsfähigkeit, die unter anderem die Fahrtüchtigkeit beeinträchtigen kann.

Langfristig jedoch werden Cannabismedikamente normalerweise sehr gut vertragen. Besondere Vorsicht ist geboten bei schizophrenen Psychosen in der Familienanamnese und bei der Behandlung von Kindern.

4 Eine kurze Geschichte von Hanf und Mensch

Es gibt eine jahrtausendealte Geschichte der Verwendung von Cannabis für religiöse, kultische und therapeutische Zwecke, in der Ernährung sowie der Nutzung seiner reißfesten Fasern für die Herstellung von Papier, Kleidung, Seilen und anderen Produkten. Vor etwa 200 Jahren, im 19. Jahrhundert, begann in Europa und Nordamerika eine Epoche der Medizin, die erstmals mit dem Anspruch antrat, auf der Basis wissenschaftlicher Erkenntnisse und des wissenschaftlichen Austausches zu behandeln.

Parallel blieben traditionelle regionale Ansätze bestehen, darunter die traditionelle chinesische Medizin und die ayurvedische Medizin Indiens, um nur zwei traditionelle Medizinsysteme zu nennen, die heute auch in westlichen Ländern Beachtung finden und zum Teil mit der westlichen Schulmedizin kombiniert werden.

Cannabistherapie im 19. Jahrhundert in Europa

«Ich habe Kranke [...] gesehen, deren gastrische Hyperästhesie so gross war, dass sie keine Speisen mehr zu sich zu nehmen wagten und sich mit wenigen Mundvoll Milch begnügten. Sofort nach den ersten Dosen des Medicamentes fühlten sie eine derartige Linderung, dass sie ohne Nachteil selbst feste Speisen, unter anderen rohes oder gekochtes, gehacktes Fleisch, Pürees von getrockneten Hülsenfrüchten, Eier u.s.w. zu verzehren vermochten [...]. Die Cannabis ist von constanter Wirkung zur

Beseitigung der Schmerzempfindungen und zur Wiederherstellung des Appetites, unter welchen Verhältnissen auch die Schmerzen und die Appetitlosigkeit auftreten mögen [...]. Die Magenverdauung wird durch die Cannabis begünstigt, wenn jene durch einen neuro-paralytischen Zustand verlangsamt, oder durch die Hyperhydrochlorie schmerzhaft ist [...]. Auch die Darmverdauung profitiert von den beruhigenden Eigenschaften der Cannabis [...].»[8]

Das obige Zitat stammt von G. See, dessen vollständiger Vorname uns heute unbekannt ist, weil in seinem Beitrag für die Deutsche Medizinische Wochenschrift unter dem Titel «Anwendung der Cannabis indica in der Behandlung der Neurosen und gastrischen Dyspepsieen» nicht sein vollständiger Vorname steht. Er hat im Jahre 1890 die Wirkungen von Cannabis auf seine Patienten mit Appetitlosigkeit und Magenbeschwerden umfassend dargelegt. See schrieb, dass bereits geringe Dosen, die nicht zu unangenehmen Nebenwirkungen führten, den Schmerz und die Magenkrämpfe linderten, den Appetit steigerten und Erbrechen bekämpften. Er fasste seine Beobachtungen wie folgt zusammen: «Kurz die Cannabis ist das wirkliche Sedativum des Magens ohne irgend eine der Unzuträglichkeiten der Narcotica wie des Opiums und des Chlorals.»

Viele ärztliche Kollegen aus Europa und Nordamerika bestätigten in Fachzeitschriften die Wirkungen von Cannabisprodukten bei einer Vielzahl von Symptomen. Bereits vor mehr als 100 Jahren war der Ärzteschaft der westlichen Welt in Europa und Nordamerika also bekannt, dass Cannabis nicht nur ein gutes Schmerzmittel sein kann, sondern bei vielen körperlichen und psychischen Erkrankungen noch weitere nützliche Dienste leistet, beispielsweise bei Depressionen, Muskelkrämpfen, Epilepsie, Schlaflosigkeit, innerer Unruhe, Appetitlosigkeit, Übelkeit und Asthma. Aber auch die Kenntnisse der psychedelischen Eigenschaften von Cannabis, die heute vor allem auf das THC zurückgeführt werden können, waren schon damals weit verbreitet.

Wie ein Schotte Cannabis aus Indien nach Europa brachte

Westeuropas wichtigster Pionier für die moderne medikamentöse Verwendung der Hanfpflanze – und insbesondere jener ihrer Inhaltsstoffe, die auf die menschliche Psyche einwirken – war der schottische Arzt, Wissenschaftler und Ingenieur Sir William Brooke O'Shaughnessy. 1833 war der 33 Jahre alte O'Shaughnessy als Angestellter der British East India Company erstmals nach Indien gekommen. Die asiatischen Länder China und Indien wiesen damals schon eine lange überlieferte Tradition der therapeutischen Cannabisverwendung auf.

Der junge Arzt aus Großbritannien begann schnell, sich für das therapeutische Potenzial von Cannabis indica zu interessieren, und veröffentlichte 1839 eine Zusammenfassung seiner Erfahrungen, die in Großbritannien und später in der gesamten westlichen Welt große Beachtung fand. Zunächst berichtete er über die volkstümliche und medizinische Verwendung der Pflanze in Indien. Darüber hinaus führte er Studien an Tieren und Menschen durch, um zu einem besseren Verständnis der Wirkungen zu gelangen und auch das Nebenwirkungspotenzial genauer abschätzen zu können.

Nach ersten Untersuchungen kam er zu dem Ergebnis, dass wegen der «perfekten Sicherheit bei der Gabe von Hanfharz» in Fällen, bei denen «seine offensichtlichen Qualitäten den größten Grad von Nutzen versprechen», eine ausführliche Studie durchgeführt werden sollte.[9] So wurden Patienten mit wiederholten rheumatischen Beschwerden, Tetanus, Tollwut, Epilepsie, Cholera und Delirium tremens Cannabistinkturen verabreicht, alkoholische Auszüge des Harzes (ca. 65 bis 130 Milligramm pro Dosis). Zwei der drei Rheumatismus-Fälle wurden «nahezu geheilt innerhalb von drei Tagen». Die hohen Einzeldosen führten jedoch zu erheblichen Nebenwirkungen, wie völlige Bewegungslosigkeit und unkontrolliertes Verhalten. Der dritte Patient sprach auf die Behandlung nicht an und erklärte schließlich, dass er regelmäßig Cannabis konsumiere – ein früher Bericht über die Entwicklung einer Toleranz, also eine Abschwächung der Wirkung nach häufiger Einnahme

Cannabis gegen Schlafstörungen am Krankenhaus in Fürth

Und hier ein Beispiel einer Forschungsarbeit aus Deutschland. Bernhard Fronmüller, Arzt am Krankenhaus in Fürth und königlich bayerischer Bezirksarzt, berichtete 1869 in seiner viel beachteten Arbeit «Klinische Studien über die schlafmachende Wirkung der narkotischen Arzneimittel» über seine Erfahrungen bei genau 1000 Patienten, die aus unterschiedlichen Ursachen an schweren Schlafstörungen litten und von ihm mit verschiedenen Medikamenten behandelt worden waren.[10] Danach war Cannabis in 53 Prozent der Fälle gut, in 21,5 Prozent teilweise und in 25,5 Prozent nicht oder nur gering wirksam. Fronmüller schätzte aber auch die schmerzlindernden Eigenschaften des Hanfes und registrierte appetitanregende und entzündungshemmende Wirkungen.

Der Club der Haschischesser

In Frankreich interessierten sich nicht nur Ärzte, sondern auch Künstler für die Wirkung der Droge. Der Dichter Theophile Gautier schilderte 1843 unter dem Titel «Le Club des Haschischins» (Der Club der Haschischesser) in der Pariser Zeitung *La Presse* ausführlich einen langen Haschischrausch. Weitere Mitglieder des Clubs waren die Schriftsteller Alexandre Dumas, der seine Cannabis-Erfahrungen in seinem Roman *Der Graf von Monte Christo* einfließen ließ, Charles Baudelaire sowie der Karikaturist Honoré Daumier und der Maler Eugène Delacroix. Der

Psychiater Jacques Joseph Moreau de Tours, der seit 1840 eine psychiatrische Anstalt in Ivry leitete, betrachtete Haschisch als wichtiges Heilmittel. Er behandelte damit sieben Patienten mit unterschiedlichen psychiatrischen Erkrankungen, von denen er fünf heilen konnte.

Der Leibarzt Ihrer Majestät

Auch Sir John Russell Reynolds, ein zu seiner Zeit renommierter Professor für Medizin in London, griff häufig auf Cannabis zurück. In einem Artikel, in dem er seine über mehr als 30 Jahre gesammelten Erfahrungen mit medizinischen Hanfpräparaten zusammenfasste, heißt es: «Wenn es rein und sorgfältig gegeben wird, ist indischer Hanf eines der wertvollsten Medikamente, die wir besitzen.»[11] Er führte aus, dass Cannabis «über Monate, ja Jahre» sehr erfolgreich bei Altersschlaflosigkeit angewendet werden könne, «ohne dass die Dosis erhöht werden muss». Für «nahezu [alle] schmerzhaften Erkrankungen» sei indischer Hanf «bei weitem die nützlichste Droge». Er betonte die Verwendung bei Trigeminus-Neuralgie und anderen Nervenschmerzen. Viele Migränepatienten hätten ihre anfallsartig auftauchenden Beschwerden im Zaum gehalten, indem sie «bei drohendem Anfall oder beim Beginn der Erkrankung» Hanf genommen hätten. Das sei zudem sehr wertvoll bei der Behandlung «nächtlicher Krämpfe von alten und gichtkranken Menschen» und in Fällen von schmerzhafter Menstruation. Bei einigen Patienten sei auch spastisches Asthma günstig beeinflusst worden.

Sir Reynolds war Leibarzt der gebürtigen Princess Alexandrina Victoria of Kent, die als Königin Victoria von 1837 bis 1901 das Vereinigte Königreich von Großbritannien und Irland regierte. Auch ihr halfen die schmerz- und krampflindernden Eigenschaften des Hanfes bei ihren Menstruationsbeschwerden.

Cannabis in den Vereinigten Staaten

In den USA gibt das Arzneimittelbuch von 1854 Auskunft über die Verwendung von Cannabis jenseits des Atlantiks:

> Hanfextrakt ist ein starkes Narkotikum, welches zu Heiterkeit, Rauschzustand, delirösen Halluzinationen und in der Folge zu Schläfrigkeit und Betäubung führt, mit geringem Effekt auf den Kreislauf. Es wird zudem gesagt, dass es als Aphrodisiakum wirke, den Appetit verbessere und gelegentlich einen kataleptischen Zustand hervorrufe. Bei krankhaften Systemzuständen kann es den Schlaf einleiten, Spasmen mildern, nervöse Unruhe ordnen und den Schmerz mindern. In dieser Hinsicht ähnelt es in seinen Wirkungen Opium; aber es unterscheidet sich von diesem Narkotikum, da es weder den Appetit vermindert, noch die Sekretionen unterbindet oder zur Verstopfung der Eingeweide führt. Es ist wesentlich unsicherer in seinen Effekten, sollte allerdings manchmal vorgezogen werden, wenn Opium wegen seiner Übelkeit oder Verstopfung hervorrufenden Effekte kontraindiziert ist. Die Beschwerden, bei denen es spezifisch eingesetzt wurde, sind Neuralgie, Gicht, Tetanus, Tollwut, epidemische Cholera, Chorea, Hysterie, Depression, Wahnsinn und Gebärmutterblutungen. Dr. Alexander Christison aus Edinburgh fand heraus, dass es die Eigenschaft besitzt, die Gebärmutterkontraktionen während der Geburt zu beschleunigen und zu verstärken, und hat es mit Erfolg zu diesem Zweck eingesetzt. Es wirkt sehr schnell und ohne anästhesierenden Effekt. Es scheint allerdings, dass es diesen Einfluss nur bei einer bestimmten Zahl der Fälle ausübt.

Erste pharmazeutische Präparate: Cannabinon und Cannabin von Merck

Gegen Ende des 19. Jahrhunderts waren Cannabisprodukte in Europa und Amerika als medizinische Mittel etabliert. Das pharmazeutische Unternehmen Merck in Darmstadt war der führende Hersteller von Cannabispräparaten in Europa, darunter Cannabinum tannicum, das 1882 auf den Markt kam, Cannabinon (1884) und Cannabin (1889), die als Schlafmittel, Schmerzmittel, Aphrodisiaka und als Mittel zur Behandlung von Neuralgien, Rheumatismus, Hysterie, Depressionen, Delirium tremens sowie Psychosen verwendet wurden. In Großbritannien erschienen Fertigpräparate von Bourroughs Wellcome & Co., in den USA von Squibb in New York, Parke, Davis & Co in Detroit und Eli Lilly & Co in Indianapolis. Von den Cannabismedikamenten, die sich um die Jahrhundertwende auf dem Markt befanden, wurden die meisten oral eingenommen, etwa ein Drittel waren

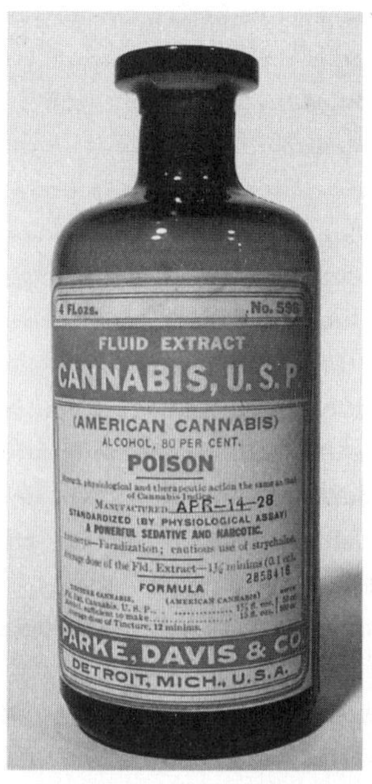

Cannabismedikament aus dem 19. Jahrhundert des Unternehmens Parke, Davis & Co in Detroit, USA.

äußerlich angewandte Präparate. Cannabis wurde jedoch auch in Form von Asthmazigaretten inhaliert.

Die Entdecker des THC

Das Jahr 1964 wird allgemein als das Jahr der exakten Identifizierung der Struktur von THC (Delta-9-Tetrahydrocannabinol, Dronabinol) angegeben, nachdem es den beiden israelischen Wissenschaftlern Raphael Mechoulam und Yechiel Gaoni gelungen war, die Position einer bisher unklaren Doppelbindung im THC-Molekül eindeutig zu bestimmen. Professor Mechoulam identifizierte 1992 mit seinen Mitarbeitern auch ein erstes körpereigenes Molekül, das an Cannabinoidezeptoren in unserem Körper bindet. Er nannte es Anandamid, nach dem Sanskrit-Wort *ananda* für Glückseligkeit und der chemischen Struktur dieser Substanz, einem Amid mit dem chemischen Namen Arachidonylethanolamid beziehungsweise Arachidonylethanolamin.

Es gab jedoch viele Vorarbeiten auf dem Weg zur Identifizierung der Struktur der Cannabinoide. So wurden gegen Ende des 19. Jahrhunderts unter anderem in Deutschland von der Firma Merck, aber auch in der Schweiz, Großbritannien und den USA bereits erhebliche Anstrengungen unternommen, um die Struktur der wirksamen Bestandteile der Cannabispflanze zu ermitteln. In dem 1911 erschienenen Buch *Die menschlichen Genussmittel* von C. Hartwich, Professor am Eidgenössischen Polytechnikum Zürich, heißt es in dem umfangreichen Kapitel «Hanf» über «den die Wirkung bestimmenden Bestandteil des Hanfes»: «Man weiß seit langem, daß derselbe enthalten ist in dem harzigen Sekret eigentümlicher Drüsenhaare [...]. Englische Forscher, Wood, Spivey und Easterfeld, hatten dann gefunden, daß, wenn man das Harz unter besonderen Vorsichtsmaßregeln der Destillation unterwirft, das Destillat wirksam ist. Aus dem unter etwas veränderten Bedingungen gewonnenen

Destillat isolierte Fränkel einen Körper, den er Cannabinol nannte und der konstant bei 215 °C siedet, also wohl ein chemisch einheitlicher Körper ist. Er ist ein schwachgelber Sirup von der Zusammensetzung $C_{21}H_{30}O_2$, der den Charakter eines Phenols und eines Aldehydes haben dürfte.»[12]

Im Gegensatz zu vielen anderen medizinisch genutzten Pflanzenstoffen, deren chemische Struktur man bereits im 19. Jahrhundert entdeckt hatte (Morphium, Salizylsäure etc.), gelang dies bei den Inhaltsstoffen der Hanfpflanze zunächst nicht, auch wenn die chemische Zusammensetzung des Delta-9-THC in dem Buch von Professor Hartwich bereits korrekt wiedergegeben wurde. Das lag vor allem daran, dass Cannabinoide wasserunlöslich sind und sich daher nicht einfach kristallisieren lassen. Sie sind vielmehr fettlöslich, sodass ihre genaue Strukturaufklärung Gerätschaften benötigt, die damals nicht zur Verfügung standen. Die fehlende Standardisierung führte im 19. Jahrhundert gelegentlich zu Dosierungsproblemen oraler medizinischer Cannabisextrakte.

Walter Siegfried Loewe war Professor für Pharmakologie an verschiedenen deutschen Universitäten gewesen, bis er 1933 aufgrund seiner jüdischen Religion entlassen wurde und später in die USA floh, wo er 1936 seine Cannabisforschung aufnahm. In einer Übersicht aus dem Jahre 1950 mit dem Titel «Cannabiswirkstoffe und Pharmakologie der Cannabinole» fasste Loewe das damalige Wissen über die Chemie der Cannabinoide zusammen.[13] Bereits 1942 war nachgewiesen worden, dass der aktivste Inhaltsstoff eine Substanz war, die die Wissenschaftler Charas-Tetrahydrocannabinol, kurz THC, nannten. Während dessen genaue chemische Struktur zu jener Zeit noch unklar war, hatte man den biologischen Syntheseweg von Cannabidiol über THC zu Cannabinol bereits zutreffend erkannt. In seiner Arbeit weist Loewe unter anderem auf die krampflösenden und die schmerzhemmenden Wirkungen des Charas-THC hin.

In den 1940er Jahren wurde THC erstmals in der Therapie eingesetzt. So berichtete Samuel Allentuck Anfang des Jahrzehnts über die erfolgreiche Behandlung von Entzugserscheinungen bei Opiatabhängigkeit mit THC. In den Vierzigern wurden auch die ersten synthetischen Cannabinoide hergestellt und in klinischen Studien getestet. Die wichtigste dieser Substanzen war der synthetische THC-Abkömmling Parahexyl, seltener auch Synhexyl genannt.

Die moderne Cannabionidforschung erhielt jedoch erst mit der Isolierung und exakten Identifizierung des THC und der Erforschung seiner Wirkungen auf den tierischen und menschlichen Körper den entscheidenden Impuls, der sich auch in der rasant zunehmenden Anzahl der Veröffentlichungen niederschlug. So lag die Zahl der jährlichen Publikationen für die Suchbegriffe «cannabis, cannabinoids, THC, marijuana» in der bedeutendsten wissenschaftlichen Datenbank PubMed in der ersten Hälfte der sechziger Jahre noch deutlich unter 100, stieg im Jahr 2000 auf etwa 700 an und beträgt heute etwa 5000 – mit weiter steigender Tendenz.

Warum die Skythen heulten

Schon vor der Ära der wissenschaftlichen Cannabisforschung im 19. Jahrhundert kennt die Geschichte vieler Kulturen eine lange vielfältige Cannabisnutzung.

Bereits mindestens 3500 vor Christus wurden in Ostasien Hanfpflanzen angebaut, um Öle aus ihren Samen zu gewinnen und Seile oder Stoffe aus ihren Fasern herzustellen. Seit wann jedoch bekannt ist, dass bestimmte Bestandteile der Pflanze Substanzen enthalten, die sich auf die menschliche Psyche auswirken, war lange unklar. Einen der wenigen Hinweise lieferte der antike griechische Geschichtsschreiber Herodot, der im 5. Jahrhundert vor Christus lebte und in seinen *Historien* von den Skythen berichtete, einem kriegerischen Reiternomadenvolk aus den eurasischen Steppen, das sich am Dampf von erhitztem Cannabis berauscht haben soll.[14] Diese vor etwa 2500 Jahren gemachte Beobachtung wurde erst vor wenigen Jahren durch historische Funde bestätigt.

«Es war der Fund seines Lebens.» So heißt es in der deutschen Online-Ausgabe des *National Geographic* von März 2015.[15] «Im Sommer 2013 stieß der russische Archäologe Andrej Belinski bei Ausgrabungen im Kaukasus auf gut drei Kilo Gold, darunter zwei Gefäße mit außergewöhnlichem Dekor. Sie gehörten einst [diesem von Herodot beschriebenen] Kriegervolk der Skythen, das bis zu Christi Geburt etwa tausend Jahre lang die Steppen Eurasiens beherrschte, von der Mongolei bis zum Schwarzen Meer. Besonders neugierig machte Belinski ein feiner schwarzer Film, der an den Gefäßen haftete. Er ließ ihn in einem Kriminallabor der nahen Stadt Stawropol untersuchen. Der Befund: eine Mischung aus Opium und Cannabis. Die Skythen hatten sie wohl bei Dampfbädern inhaliert.»

Noch älter sind Funde aus Israel, die auf die Kenntnis der berauschenden Cannabiswirkungen hinweisen. So berichtete die Nachrichtenagentur Reuters am 1. Juni 2020 über eine archäologische Ausgrabung, nach der die alten Israeliten möglicherweise Cannabis konsumiert hatten, um sich als Teil eines religiösen Rituals zu berauschen. Israelische Forscher hatten Rückstände der Droge an einem fast 3000 Jahre alten Schrein gefunden. Die Spuren wurden auf einem Altar im Tel-Arad-Tempel in der Negev-Wüste, etwa 10 km von der südisraelischen Stadt Arad entfernt, entdeckt.

Die Ursprünge in China und Indien

Dem mythischen Kaiser und zugleich einem der Väter der chinesischen Medizin, Shennong (oder Shen-Nung), wird ein um 2700 vor Christus erschienenes Grundwerk der Medikamentenkunde zugeschrieben. Allerdings stammt die älteste Fassung seines Arzneimittelwerkes *Schennong Bencaojīng* («Klassisches Werk der Wurzeln und Kräuter nach Shennong») aus dem 1. Jahrhundert nach Christus. Der Überlieferung zufolge lebte er vor etwa 5000 Jahren, war jedoch eine erfundene Gestalt der chinesischen Mythologie.

Cannabisreste wurden in Räuchergefäßen gefunden, die anscheinend etwa 500 vor Christus bei Bestattungsriten an einem bergigen Ort in Westchina verwendet wurden. Dies fällt etwa in die Zeit der oben beschriebenen Erfahrungen der berauschenden Wirkungen bei den Skythen zur Zeit des Herodot. Laut Angaben von Wissenschaftler*innen stieß man in Gräbern auf dem Jirzankal-Friedhof im Pamir-Gebirge in der chinesischen Region Xinjiang auf zehn hölzerne Kohlebecken mit Steinen, die Brandflecken aufwiesen. Die Gräber enthielten auch menschliche Skelette und Artefakte, darunter eine Art eckige Harfe, die bei Begräbnissen und Opferzeremonien verwendet wurde. «Wir können anfangen, ein Bild von Bestattungsriten zusammenzusetzen, das Feier, rhythmische Musik und halluzinogenen Rauch umfasst und die Menschen in einen veränderten Geisteszustand führen soll», schrieben die Forscher in einer Studie, die 2019 in der Zeitschrift *Science Advances* veröffentlicht wurde. Sie mutmaßen, dass man Hanf geraucht hatte, um mit den Toten oder göttlichen Mächten in Kontakt zu treten.[16]

Von China scheint die Pflanze um 800 vor Christus nach Indien gelangt zu sein. Es gilt als sicher, dass Hanf schon zu vedischer Zeit als Heilmittel verwendet wurde. Die in Persien entstandene heilige Schrift der zoroastrischen Religion, die Avesta, wurde vermutlich im 6. Jahrhundert vor Christus durch Zarathustra geschrieben und mit der Flucht der Parsen vor den arabischen Eroberern nach Indien gebracht. Bereits darin wird auf die betäubende Wirkung des Hanfs hingewiesen. Die Perser kannten auch ein Abortivum mit Namen «Bhanga», das auf Cannabis hindeutet.

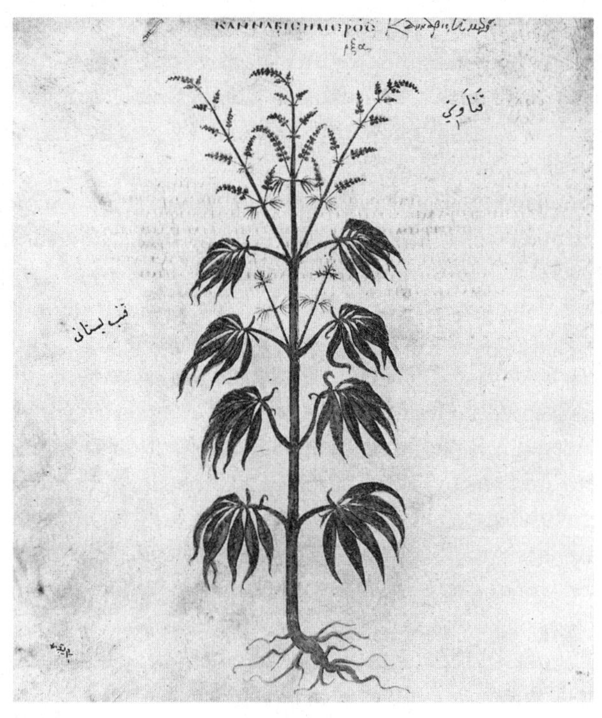

Erste bekannte Darstellung des Hanfes im Manuscriptum Dioscorides. Es wird heute in der Biblioteca Apostolica Vaticana aufbewahrt und entstand wohl in Italien um 1400.

Über Vorderasien gelangte Cannabis vor mehr als 2000 Jahren nach Afrika und Europa sowie von dort im 16. und 17. Jahrhundert nach Nord-, Mittel- und Südamerika. Aus den reißfesten Hanffasern wurden Kleidung, Papier und Schiffstaue hergestellt. Die Blätter und Blüten wurden für Rituale von Schamanen sowie zur Heilung von Körper und Seele eingesetzt. Vor allem in Zentralasien waren bereits einige der heute wiederentdeckten medizinischen Eigenschaften des Hanfs bekannt, wie sein überlieferter Einsatz bei einigen neurologischen Erkrankungen beweist.[17]

Im 17. Jahrhundert lernten Europäer, welche die arabischen Länder und Asien bereisten, Cannabis mit einem höheren THC-Gehalt kennen, als sie es von dem europäischen Hanf gewohnt waren. Der Begriff «indischer Hanf» wurde zuerst durch den deutschen Naturalisten Georg Eberhard Rumpf (1627–1702) eingeführt. Allerdings fand indischer Hanf vor dem 19. Jahrhundert keine breite medizinische Verwendung in Europa und Amerika, wo man ihm vielmehr oft skeptisch gegenüberstand.

Dies ändert sich erst vor etwa 200 Jahren, als medizinische Pioniere einen ersten Boom der medizinischen Cannabisverwendung in Europa und den USA einläuteten und sich Cannabisprodukte in der zweiten Hälfte des 19. Jahrhunderts zu weit verbreiteten Heilmitteln entwickelten. Vor etwa 100 Jahren endete dieser Boom. Trotz dieser langen Geschichte werden cannabisbasierte Medikamente heute vielfach als neuartig betrachtet.

5 Die Cannabispflanze: Porträt einer erstaunlichen Heilpflanze

Von Hanf und Hopfen

Cannabis ist eine Gattung innerhalb der Familie der Hanfgewächse, fachsprachlich *Cannabaceae* (oder: *Cannabidaceae, Cannabiaceae, Cannabinaceae*), zu denen unter anderem auch der Hopfen (*Humulus lupulus* und andere) und die Zürgelbäume (*Celtis* spp.) gezählt werden.

Lange Zeit war unklar, ob Cannabis nur aus einer oder aus mehreren Arten besteht. In wissenschaftlichen Arbeiten der letzten Jahrhunderte wurden zeitweilig bis zu 15 vermeintlich verschiedene Cannabisarten genannt. Heute ist in der wissenschaftlichen Welt die Auffassung vorherrschend, dass die Gattung Cannabis nur aus der einen Art *Cannabis sativa L.* besteht. Alle anderen «Arten» werden in der taxonomisch relevanten KEW-Liste (Royal Botanic Society, London) als Synonyme von Sativa geführt.

Ein Teil der Botaniker geht jedoch weiterhin davon aus, dass es drei Cannabisarten gibt, nämlich *Cannabis sativa, Cannabis indica* und *Cannabis ruderalis.* Sie halten unter anderem aufgrund anatomischer, morphologischer und chemischer Merkmale an der Unterscheidung dieser drei Arten fest. Für die Praxis ist diese Diskussion der Botaniker nicht relevant.

Neben der Art beziehungsweise den Arten existieren unzählige Cannabissorten (Varietäten) mit unterschiedlichsten Gehalten an Cannabinoiden, Terpenen, die für den Geruch der

Pflanzen verantwortlich sind, und anderen pharmakologisch relevanten oder irrelevanten Inhaltsstoffen.

Warum die weiblichen Pflanzen mehr Power haben

Es gibt weibliche und männliche Cannabispflanzen, die jeweils weibliche oder männliche Blüten ausbilden, sowie Zwitter. Verwendet werden ausschließlich die weiblichen, da sie die gewünschten Cannabinoide in wesentlich höheren Konzentrationen enthalten als die männlichen. Die Ausbeute der Cannabinoide aus den weiblichen Pflanzen kann durch ein Verfahren, das Sinsemilla (aus dem spanischen «sin semilla»: ohne Samen) genannt wird, gesteigert werden. Bei diesem wird verhindert, dass die weiblichen Pflanzen bestäubt werden und Samen ausbilden. Dazu müssen die männlichen Pflanzen vor der Blüte entfernt werden. Da so die Zahl der weiblichen Blütenstände verdoppelt wird, kann mit dem Sinsemilla-Verfahren entsprechend eine Verdopplung des Cannabionidertrags erreicht werden.

Was in der Pflanze steckt

In unterschiedlichen Cannabissorten wurden in den vergangenen 50 Jahren etwa 600 chemische Verbindungen nachgewiesen, darunter neben den Cannabinoiden Substanzen vieler weiterer Stoffgruppen. Die meisten dieser Verbindungen finden sich auch in anderen Organismen (Pflanzen und Tiere), wie beispielsweise Aminosäuren, Proteine, Zucker, Alkohole, Fettsäuren, Terpene (ätherische Öle) und Flavonoide (sekundäre Pflanzenstoffe). Die meisten Inhaltsstoffe von Cannabis nehmen wir also ohnehin regelmäßig mit der Nahrung auf.

Chemische Bestandteile von Cannabis

(modifiziert nach ElSohly 2004)[18]

	Chemische Klasse	Bekannt
1.	Cannabinoide	über 120 bekannt
2.	Stickstoffverbindungen	27
3.	Aminosäuren	18
4.	Proteine, Glykoproteine und Enzyme	11
5.	Zucker und verwandte Verbindungen	34
6.	Hydrocarbone	50
7.	Einfache Alkohole	7
8.	Einfache Aldehyde	12
9.	Einfache Ketone	13
10.	Einfache Säuren	21
11.	Fettsäuren	22
12.	Einfache Ester und Laktone	13
13.	Steroide	11
14.	Terpene	über 200
15.	Nichtcannabinoide Phenole	25
16.	Flavonoide	21
17.	Vitamine	1
18.	Pigmente	2
19.	Elemente	9
	Gesamt	**etwa 600**

Cannabinoide

Die charakteristischen Inhaltsstoffe der Cannabispflanze sind die sogenannten Cannabinoide. Im Gegensatz zu anderen psychedelisch wirkenden Substanzen wie etwa Opioide, Nikotin, Kokain, LSD oder Amphetamine enthalten Cannabinoide keinen Stickstoff. Es handelt sich bei ihnen also nicht um Alkaloide. Cannabinoide bestehen aus Kohlenstoff (im Allgemeinen 21 Kohlenstoffatome), Wasserstoff und Sauerstoff. In einer einzigen Pflanze kommt meistens nur eine recht begrenzte Zahl von Cannabinoiden vor, auch wenn bisher weltweit in verschiedenen Sorten insgesamt etwa 120 verschiedene Cannabinoide nachgewiesen wurden.

Cannabinoide lassen sich nach ihrer chemischen Grundstruktur mehrheitlich zehn Typen zuordnen, darunter dem Cannabigerol-Typ (CBG), dem Cannabichromen-Typ (CBC), dem Cannabidiol-Typ (CBD), dem Delta-9-Tetrahydrocannabinol-Typ (Delta-9-THC) und dem Cannabinol-Typ (CBN), um die fünf wichtigsten zu nennen. Weitere Cannabinoid-Typen sind Delta-8-Tetrahydrocannabinol (Delta-8-THC), Cannabicyclol (CBL), Cannabielsoin (CBE), Cannabinodiol (CBND) und Cannabitriol (CBTL). Daneben bestehen noch einige Mischformen. Zu jedem Typ gehören mehrere Cannabinoide, die sich untereinander beispielsweise durch die Länge der Seitenkette am Hauptmolekül unterscheiden.

Delta-9-Tetrahydrocannabinol Die primäre psychoaktive Verbindung in botanischem Cannabis (Cannabis sativa L.) ist Dronabinol (Delta-9-Tetrahydrocannabinol, Delta-9-THC, kurz THC). THC ist auch für viele medizinisch interessante Wirkungen verantwortlich, darunter die Hemmung von Schmerzen, die Steigerung des Appetits, die Entspannung der Muskulatur und die Hemmung von Übelkeit. Delta-9-THC hat die chemische Formel $C_{21}H_{30}O_2$ mit einem Molekulargewicht von 314,5 Dalton

(Gramm pro Mol). Es siedet (verdampft) bei 155 bis 157 Grad Celsius.

Tetrahydrocannabinol-Säure Tetrahydrocannabinol-Säure (THCA) ist der Vorläufer von THC in der Cannabispflanze und macht in unseren Breiten mehr als 90 Prozent des THC-Gehaltes aus. Im Hanf liegen die Cannabinoide überwiegend als Säuren vor, als THC-Säure, CBD-Säure, CBG-Säure etc. Sie weisen keine bekannten psychischen Wirkungen auf. Durch Erhitzung werden diese Carboxylsäuren in die sogenannten phenolischen Formen umgewandelt, also bei unseren Beispielen in THC, CBD und CBG. Von THCA werden beim Rauchen etwa 70 Prozent in phenolisches THC umgewandelt.

THCA schwächt im Tierversuch Übelkeit und Erbrechen ab. Diese Wirkung scheint zum Teil durch Cannabinoidrezeptoren vermittelt zu sein, ohne dass die bekannten THC-typischen psychischen Wirkungen auftreten. THCA dringt kaum durch die Bluthirnschranke ins Gehirn ein. Es hemmt die Freisetzung eines entzündungsfördernden Botenstoffes, des Tumor-Nekrose-Faktor-Alpha. In einem Mausmodell für kollageninduzierte Arthritis verbesserte THCA die Entzündung.[19] Ebenso hemmt es die Aktivität von Enzymen, die den Abbau von Endocannabinoiden fördern. Auf diese Weise könnte die Einnahme von THCA die Konzentration von Endocannabinoiden und damit deren Wirksamkeit erhöhen.

In einem Modell für die Parkinson-Krankheit verbesserte THCA das Überleben der Nervenzellen.[20] Zudem zeigen Tierversuche, dass es auch die Lebensfähigkeit verschiedener Krebszellen reduzieren kann.[21]

Tetrahydrocannabivarin Tetrahydrocannabivarin (THCV) besitzt eine ähnliche chemische Struktur wie THC. Lediglich die Seitenkette ist kürzer und enthält nur drei statt fünf Kohlenstoffatome. In THCV-reichen Pflanzen können bis zu 16 Prozent THCV vorliegen. Es ist vor allem in einigen Cannabissorten aus Afrika stark vertreten. THCV weist entkrampfende Eigenschaften auf. In einem Mausmodell für L-DOPA-induzierte Dyskinesie bei der Parkinson-Krankheit reduzierte THCV die Symptome dieser schweren Bewegungsstörung.[22] Es wirkt entzündungshemmend und schmerzlindernd, woran sowohl CB_1- als auch CB_2-Rezeptoren beteiligt sein können. Je nach eingenommener Menge kann es den CB_1-Rezeptor stimulieren oder blockieren. Es ist bekannt, dass die Blockade von CB_1-Rezeptoren den Appetit unterdrückt und die psychedelischen Wirkungen von THC hemmt.[23] Nach ersten klinischen Studien könnte THCV daher bei Typ-2-Diabetes und Fettleibigkeit von Nutzen sein.[24]

Cannabidiol Die wichtigsten nicht psychedelischen Cannabinoide der Hanfpflanze sind CBD und sein saurer Vorläufer CBD-Säure (CBDA). Sie kommen vor allem im Faserhanf vor, den Landwirte in Deutschland und vielen anderen Ländern anbauen dürfen. Es gibt eine Reihe medizinisch nutzbarer pharmakologischer Wirkungen, darunter antiepileptische, krebs- und entzündungshemmende, angstlösende, antipsychotische sowie nervenschützende Wirkungen. CBD wirkt den psychedelischen und anderen THC-Effekten wie Angst, Steigerung der Herzfrequenz und Hungergefühl entgegen.

Cannabidiolsäure Cannabidiolsäure (CBDA) ist ein natürlicher Vorläufer des CBD in der Hanfpflanze. CBDA kann Übelkeit und Erbrechen vorbeugen. Dabei verstärkt es die Wirkung von anderen Substanzen, die Übelkeit hemmen, darunter THC, Metoclopramid und Ondansetron. Es lässt sich daher gut mit diesen kombinieren. CBDA könnte gegen Brustkrebs eingesetzt werden. Im Tiermodell zeigt CBDA schmerzlindernde Eigenschaften bei neuropathischen Schmerzen, also solchen, die durch die

Schädigungen von Nerven verursacht werden. Ebenso wie CBD reduziert CBDA Ängste.[25] Bisher gibt es wie bei den meisten anderen Cannabinoiden jedoch keine klinischen Studien, die zeigen, dass eine solche Wirkung auch bei Menschen auftritt.

Cannabidivarin Cannabidivarin (CBDV) ist ein Cannabinoid aus der CBD-Gruppe. Statt Cannabinoidrezeptoren aktiviert es Vanilloidrezeptoren. Es hemmte in der Grundlagenforschung in hohen Konzentrationen den Abbau von Endocannabinoiden. Die Konzentration des Endocannabinoids Anandamid wird zudem erhöht, indem CBDV die Aufnahme von Anandamid in die Zellen reduziert. Einige pharmakologische Eigenschaften von CBDV sind die Hemmung von Übelkeit und Erbrechen sowie von Krampfanfällen. Darüber hinaus wirkt es entzündungshemmend, weshalb es bei der Colitis ulcerosa helfen könnte. Interessanterweise zeigte es positive Wirkungen in einem Tiermodell für Autismus[26] sowie in einem weiteren für das Rett-Syndrom, eine seltene genetisch bedingte neurologische Erkrankung, bei dem es möglicherweise die Entwicklung neurologischer Defizite, inklusive Gedächtnisstörungen, aufhalten könnte.[27]

Cannabigerol Cannabigerol (CBG) hat keine psychedelischen Wirkungen und kommt normalerweise nur in sehr geringen Konzentrationen in der Hanfpflanze vor. Allerdings ist es gelungen, Cannabispflanzen zu züchten, die sehr hohe CBG-Konzentrationen aufweisen. CBG besitzt wie CBD eine Vielzahl von Wirkungsmechanismen und beeinflusst die Aktivität zahlreicher Rezeptoren. So aktiviert es zum Teil den Cannabinoid-2-Rezeptor, der sich auf Zellen des Immunsystems befindet.

Grundlagenforschung hat ergeben, dass CBG schmerzlindernde, entzündungshemmende, nervenschützende, antidepressive, pilzhemmende und antibiotische Eigenschaften gegen grampositive Bakterien besitzt. So ist CBG nach einer britischen Studie aus dem Jahr 2020 in der Lage, Infektionen von Mäusen mit antibiotikaresistenten Bakterien (MRSA-Infektionen) so wirksam zu bekämpfen wie Vancomycin, ein Medikament, das weithin als letzte Verteidigungslinie gegen arzneimittelresistente Mikroben gilt.[28] Wie THC und CBD zeigt auch CBG krebshemmende Wirkungen. Da es die Vermehrung bestimmter Hautzellen reduziert, könnte es bei Schuppenflechte nützlich sein. Wieder gibt es bisher jedoch keine klinischen Studien zur Wirksamkeit von CBG beim Menschen.

Cannabichromen Auch Cannabichromen (CBC) aktiviert wie Cannabigerol den Cannabinoid-2-Rezeptor. Es weist bei Mäusen schmerzlindernde Wirkungen auf und verstärkt die Schmerzlinderung durch THC. CBC hilft bei Darmentzündungen und reduziert Ödeme an den Pfoten von Nagetieren. Neben diesen schmerzlindernden und entzündungshemmenden Eigenschaften könnte es positive Wirkungen auf die Lebensfähigkeit von Stammzellen von Nervenzellen haben, was sich günstig auf die Gehirnfunktion von Gesunden und Kranken auswirken könnte. Auch hier stehen klinische Untersuchungen zur Wirksamkeit beim Menschen jedoch noch aus.

Cannabinol Cannabinol (CBN) entsteht durch eine chemische Reaktion aus THC, wenn THC Sauerstoff ausgesetzt wird. Wärme beschleunigt diesen Prozess. Es findet sich daher in Cannabisprodukten nach langer Lagerung, besonders bei höheren Temperaturen. CBN war das erste Cannabinoid, das in der Cannabispflanze identifiziert wurde. Es weist sedierende und antiepileptische Eigenschaften auf. Außerdem sind entzündungshemmende und antibiotische Wirkungen bekannt. In Kombination mit CBD reduzierte es in einer Studie mit Ratten Muskelschmerzen.[29] Wenn es lokal auf die Haut aufgetragen

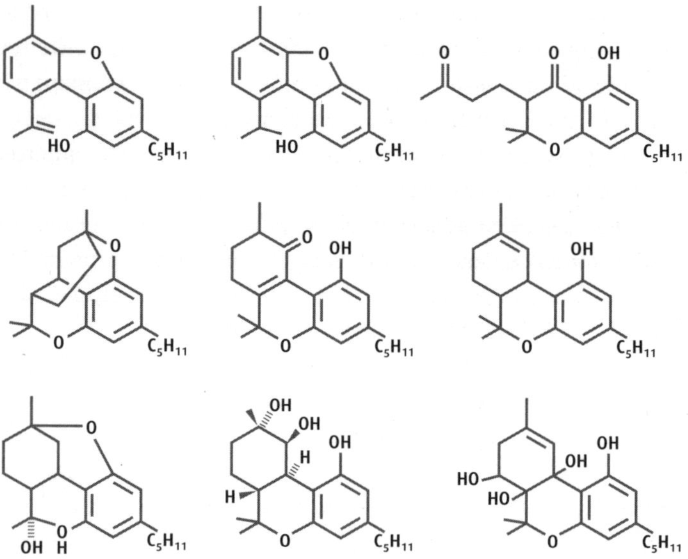

Einige Cannabinoid-Mischtypen der Cannabispflanze.

wird, hemmt es die Produktion von Hautzellen, sodass es ähnlich wie Cannabigerol bei Schuppenflechte genutzt werden könnte. Nicht zuletzt kann CBN Brustkrebs-Resistenzproteine beeinflussen.

Terpene (ätherische Öle)

Menschen, die Cannabis verwenden, wissen, dass sich die verschiedenen Sorten in ihrer Wirkung unterscheiden, obwohl sie ein ähnliches Cannabinoidprofil besitzen. Wissenschaftler*innen haben daher untersucht, was die mehr als 100 in der Hanfpflanze enthaltenen Terpene (ätherische Öle) zur Gesamtwirkung von Cannabiszubereitungen beitragen. Ihre Forschung hat ergeben, dass diese aromatischen Substanzen zwar in einer moderaten Konzentration vorliegen, aber dennoch medizinische Wirkungen entfalten können. Dazu zählen Effekte bei der Behandlung von Schmerzen, psychiatrischen Erkrankungen, Krebs und vielen weiteren Beschwerden.

Zu den sogenannten Monoterpenen in der Cannabispflanze, die sich relativ leicht verflüchtigen, zählen Beta-Myrcen, Beta-Limonen, Beta-Ocimen, Gamma-Terpinen, Alpha-Terpinen, Alpha-Terpineol, Alpha-Pinen, Beta-Pinen, Linalool, Camphen, Terpinolen, Alpha-Phellandren, Gamma-Cadinen, Delta-3-Caren, Fenchol und 1,8-Cineol (Eucalyptol).

Zu den sogenannten Sesquiterpenen, die erst bei höheren Temperaturen verdampfen, zählen Beta-Caryophyllen, Caryophyllen-Oxid, Humulen (Alpha-Caryophyllen), Beta-Elemen, Guaiol, Eudesmol-Isomere, Nerolidol, Gurjunen, Gamma-Cadinen und Beta-Farnesen.

Limonen Limonen ist das zweithäufigste Terpen in der Natur und findet sich – wie der Name erahnen lässt – vor allem in Zitrusfrüchten. Es ist eine angstlösende Substanz, was auch in einer klinischen Studie nachgewiesen werden konnte. So wurden depressive Patient*innen dem Duft von Zitrusfrüchten ausgesetzt, was zu einer Verbesserung der Werte auf einer Depressionsskala führte. In der Folge konnten bei neun der zwölf Teilnehmer antidepressive Medikamente abgesetzt werden.[30] Es wurde auch ein Patent eingereicht, nach dem Limonen bei saurem Aufstoßen (Rückfluss von Nahrungsbestandteilen aus dem Magen) wirksam ist. Eine Anzahl weiterer Wirkungen ist bekannt, unter anderem im Rahmen der Behandlung bestimmter Pilzinfektionen.

Myrcen Dieses ätherische Öl hemmt Entzündungen, schützt vor den leberschädigenden Aflatoxinen (Giften von Schimmelpilzen), reduziert Schmerzen im Tierversuch, wirkt sedierend, schlaffördernd und entspannt die Muskulatur. Es ist denkbar, dass die stark sedierende Wirkung einiger Indica-lastiger Cannabissorten auch durch Myrcen bewirkt wird.

Pinen Pinen ist das am weitesten verbreitete Terpen. Es kommt in Nadelhölzern (Fichte, Tanne etc.) und vielen anderen Pflanzen vor. Es wirkt entzündungshemmend, weitet die Bronchien und weist antibiotische Eigenschaften auf.

Linalool Linalool ist ein prominentes ätherisches Öl im Lavendel und in Basilikum. Es besitzt angstlösende und entspannende Eigenschaften. In Tierexperimenten lindert es Schmerzen[31] und wirkt antiepileptisch[32].

Beta-Caryophyllen Da sich Beta-Caryophyllen nicht so schnell verflüchtigt wie die Monoterpene, ist es oft das dominierende Terpen in Cannabis, insbesondere dann, wenn die Pflanze Hitze ausgesetzt war. Beta-Caryophyllen kommt auch in schwarzem Pfeffer, Rosmarinöl und Hopfen vor. Es wirkt entzündungshemmend. Interessanterweise bindet dieses ätherische Öl an CB_2-Rezeptoren. Es ist also ebenfalls ein Cannabinoid.

Flavonoide

In der Hanfpflanze kommen 21 verschiedene Flavonoide vor, von denen die meisten auch in vielen anderen Pflanzen gefunden werden können. Sie zählen zu den sekundären Pflanzenstoffen, die heute auf die gleiche Stufe gestellt werden wie Vitamine, Mineralstoffe und Ballaststoffe. Flavonoide schützen die Pflanzen beispielsweise vor den schädlichen Auswirkungen der UV-Strahlung, oder sie dienen ihnen als Farbstoff, wie etwa in Kirschen oder Beerenfrüchten. Im menschlichen Körper wirken einige der in Cannabis vorkommenden Flavonoide wie Apigenin und Cannflavin A entzündungshemmend, Apigenin zeigt zudem angstlösende Effekte. Andere, beispielsweise Quercetin, sind starke antioxidative Substanzen, sie schützen die Zellen also vor den schädlichen Auswirkungen freier Radikale.

Wie unterscheiden sich die Cannabissorten vom Indica- und Sativa-Typ?

Die häufigste Klassifizierung von Cannabissorten in Abhängigkeit vom Aussehen der Pflanze ist die Unterteilung in Sorten vom Indica-Typ mit geringerer Wachstumshöhe und breiteren

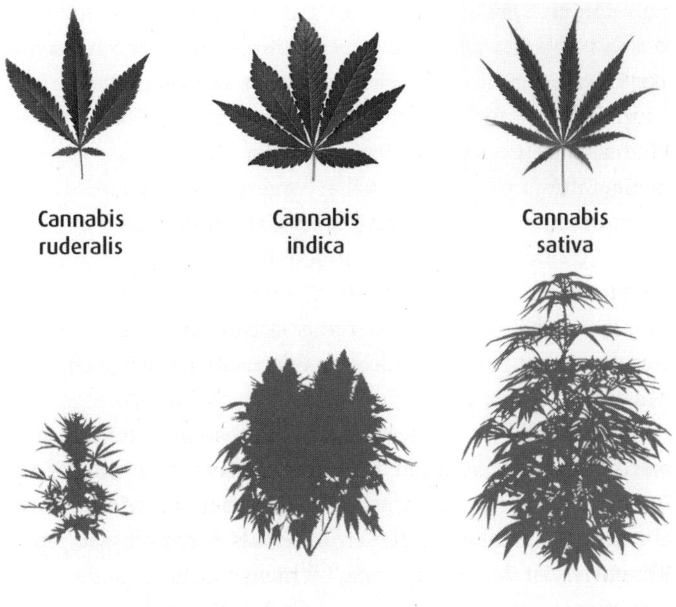

Die drei Unterarten der Cannabispflanze.

Blättern sowie in solche vom Sativa-Typ, die höher wachsen und schmalere Blätter aufweisen. Indica-Pflanzen reifen unter ähnlichen Wachstumsbedingungen schneller heran als Sativa-Typen. Sie tendieren auch zu einem etwas anderen Geruch, was ein Hinweis auf eine unterschiedliche Terpen-Zusammensetzung ist, denn der Geruch von Cannabispflanzen basiert auf ihrer Zusammensetzung an ätherischen Ölen.

Darüber hinaus können Cannabissorten anhand ihrer Anteile an wichtigen Cannabinoiden, insbesondere THC und CBD, klassifiziert werden. Es gibt Sorten mit sehr hohen THC-Konzentrationen, die nur wenig CBD enthalten, solche mit ausgeglichenen Konzentrationen beider Cannabinoide und solche mit viel CBD und wenig THC. Frühere Untersuchungen haben jedoch bereits ergeben, dass der Gehalt an den wichtigsten Cannabinoiden THC und CBD aufgrund langjähriger Züchtungen der verschiedenen Sorten heute keinen relevanten Aufschluss zur Unterscheidung zwischen Cannabis sativa und indica liefert. Früher war Cannabis indica (deutsch: indischer Hanf) THC-reicher als die europäischen Sativa-Sorten.[33]

Das durch Sativa-Sorten hervorgerufene High wird oft als stimulierend und energetisierend beschrieben und als «Kopf-High» charakterisiert. Es können halluzinogene Effekte auftreten. Sativas vermitteln ein Gefühl von Optimismus und Wohlbefinden. Es gibt heute reine Sativas mit sehr hohen THC-Konzentrationen. Sativa-Sorten gelten als besser geeignet für die Einnahme am Tag.

Demgegenüber werden die Wirkungen von Cannabis indica mit dem Begriff «Körper-High» charakterisiert. Indica-Sorten werden vor allem zur Entspannung, Stressreduzierung sowie für ein allgemeines Gefühl von Ruhe und Gelassenheit eingesetzt. Es ist daher angeraten, sie vornehmlich abends oder bei Schlaflosigkeit einzunehmen.

Die Terpen-Zusammensetzung gibt einige Hinweise auf

mögliche Wirkungsunterschiede zwischen den Sativa- und Indica-Sorten. So wies in einer Untersuchung der Universität Leiden in den Niederlanden aus dem Jahr 2012 die Indica-Sorte «White Widow» in einer chemischen Analyse eine doppelt so hohe Konzentration an Alpha-Pinen auf wie die Sativa-Sorte «Amnesia». Da Alpha-Pinen den THC-Effekten entgegenwirkt, könnte es dafür verantwortlich sein, dass das Kurzzeitgedächtnis durch den Konsum der Indica-Sorte nicht so stark gestört wird wie bei der Sativa-Sorte. Getreu ihres Namens könnte Amnesia daher mehr Gedächtnisverlust verursachen.[34] Die Indica-Sorte enthielt zudem viermal mehr Myrcen als die Sativa-Sorte. Dieses Terpen ist für seine sedierenden Wirkungen bekannt, eine charakteristische Indica-Eigenschaft. Die Konzentrationen von Beta-Caryophylen sowie der Cannabinoide CBC und vor allem CBG waren in der Sativa-Sorte deutlich höher als in der Indica-Sorte. Diese hingegen wies eine signifikant höhere Konzentrationen an Myrcen auf.

Phänomen Hanf: Warum Cannabis eine so ungewöhnliche Pflanze ist

Angesichts der zahlreichen Wirkungen der soeben aufgeführten Inhaltsstoffe der Hanfpflanze überrascht es nicht, dass sie eine Sonderrolle in der Medizin einnimmt, die Kontroversen auslöst. Die meisten Menschen vertreten meiner Erfahrung nach spontan die Auffassung, dass Cannabis und cannabisbasierte Medikamente genauso behandelt werden sollten wie andere Heilpflanzen und Medikamente. Aber was bedeutet das konkret? Und warum gibt es in Deutschland seit dem 10. März 2017 eine separate Bestimmung im Sozialgesetzbuch V zur Kostenerstattung durch die gesetzlichen Krankenkassen, die nur für Cannabis und cannabisbasierte Medikamente gilt (§ 31 Abs. 6 SGB V)?

Es gibt zwei Gründe, warum Cannabis keine Heilpflanze wie alle anderen ist.

Lassen wir also zunächst das Cannabisverbot außer Acht und schauen uns die zwei wichtigen Besonderheiten an, die es schwierig machen, Cannabis wie andere Heilpflanzen zu behandeln.

Der erste zentrale Unterschied zwischen Cannabisprodukten und klassischen Medikamenten besteht darin, dass Cannabis wie Unkraut wächst. Jeder, der Tomaten züchten kann, ist auch dazu in der Lage, Cannabis anzubauen. Cannabis wäre daher wie Kamille und Pfefferminze als Heilpflanze leicht verfügbar, wenn es nicht verboten wäre. Patient*innen müssten nicht warten, bis pharmazeutische Unternehmen ihre Medikamente auf den Markt gebracht haben. Es stellt sich daher die Frage, mit welchen Argumenten Regierungen ihren Bürger*innen verbieten, sich dieses Heilmittels zu bedienen, insbesondere wenn andere Therapien nicht wirksam sind.

Medikamente, die von pharmazeutischen Herstellern auf den Markt gebracht werden, sind häufig erst nach vielen Jahren für Patient*innen erhältlich. Bis ein neues Arzneimittel auf den Markt kommt, vergehen durchschnittlich zwölf Jahre, in denen die Substanz in verschiedenen Stufen, zunächst im Tierversuch, dann bei gesunden Freiwilligen und später an Patienten hinsichtlich Verträglichkeit und Wirksamkeit getestet wird. Das ist auch sinnvoll und notwendig. Doch was wäre, wenn es eine Pflanze gäbe, die in ihren Blüten und Blättern einen potenziell nützlichen Wirkstoff gegen chronische Schmerzen, Depression, Angststörungen, Epilepsie, Appetitlosigkeit, Colitis ulcerosa oder andere schwere Erkrankungen produzieren würde, der seit Jahrhunderten medizinisch genutzt wurde und dessen Nebenwirkungspotenzial beziehungsweise Sicherheit daher bereits sehr gut bekannt wäre, zumal es auch bereits einige Medikamente mit dem Wirkstoff gibt, die von vielen tausend Patienten verwendet wurden? Könnte man den Patient*innen und Angehörig*innen zumuten, noch viele Jahre auf eine Zulassung für genau ihre Erkrankung zu warten? Würde man sie strafrechtlich verfolgen wollen, wenn sie sich diese Pflanze auf dem Balkon selbst züchten? Dürfte man sie strafrechtlich verfolgen, wenn sie sich im günstigsten Fall erfolgreich selbst behandeln und im ungünstigsten Fall selbst schädigen? Cannabis ist eine solche Pflanze. Befürworter einer günstigen Selbstmedikation haben allerdings keine so starke Lobby wie milliardenschwere pharmazeutische Unternehmen.

Cannabisprodukte sind darüber hinaus keine Medikamente wie alle anderen, weil es nicht ausreicht, große klinische Studien für wenige Indikationen durchzuführen, damit es von den Gesundheitsbehörden zugelassen wird. Um ihr gesamtes therapeutisches Potenzial auszuschöpfen, müsste es Zulassungsstudien für sehr viele Indikationen geben. Es ist bekannt, dass die Bundesopiumstelle des Bundesinstituts für Arzneimittel und Medizinprodukte (BfArM) in Bonn zwischen 2007 und 2017 Ausnahmeerlaubnisse zur Verwendung von Cannabisblüten bei weit mehr als 50 verschiedenen Indikationen erteilt hat. Das reicht von unterschiedlichen chronischen Schmerzen über chronisch-entzündliche bis hin zu psychiatrischen Erkrankungen, neurologischen Leiden und vielen weiteren. Wie bereits erwähnt, gibt es auf der Erde keine weitere bekannte pharmakologisch wirksame Substanz, die ein auch nur annähernd so weitgefächertes Wirkungsspektrum mit therapeutischen Einsatzmöglichkeiten aufweist wie THC und CBD.

Es stellt sich die Frage, wie viele Jahrzehnte es dauern wird, bis diese Zulassungsstudien durchgeführt worden sind – und was in der Zwischenzeit mit den Patient*innen geschieht, die nach eigenen Angaben und denen ihrer Ärzt*innen von einer Therapie mit Cannabis und Cannabinoiden profitieren würden.

Bundesverwaltungsgericht: Körperliche Unversehrtheit wahren

Einen deutlichen rechtlichen Hinweis an die Bundesregierung, was mit Patient*innen geschehen soll, die von einer Therapie mit Cannabis profitieren, während noch keine Zulassung vorliegt, hat das höchste Verwaltungsgericht Deutschlands gegeben. In einem Urteil vom 19. Mai 2005, das im Falle eines Patienten mit multipler Sklerose erging, der die Bundesrepublik Deutschland auf einen Zugang zu Cannabis als Medizin verklagt hatte, entschied das Gericht zugunsten des Patienten (BVerwG 3 C 17.04).

Dabei verwies das Bundesverwaltungsgericht vor allem auf Art. 2 des Grundgesetzes: «In das Recht auf körperliche Unversehrtheit kann nicht nur dadurch eingegriffen werden, dass staatliche Organe selbst eine Körperverletzung vornehmen oder durch ihr Handeln Schmerzen zufügen. Der Schutzbereich des Grundrechts ist vielmehr auch berührt, wenn der Staat Maßnahmen ergreift, die verhindern, dass eine Krankheit geheilt oder wenigstens gemildert werden kann und wenn dadurch körperliche Leiden ohne Not fortgesetzt und aufrechterhalten werden.»

Das Recht auf körperliche Unversehrtheit ist ein Menschenrecht. Im konkreten Fall bedeutet dies, dass auch die medizinische Verwendung von Cannabis ein Menschenrecht darstellt, so wie es in der Medizinischen Cannabis-Erklärung (Medical Cannabis Declaration, www.medical-cannabis-declaration.org) formuliert wurde.

6 Das körpereigene Cannabinoid-system: Wie Cannabinoide wirken

Endocannabinoide und ihre Bindungsstellen

Mitte der 1980er Jahre begann die Erforschung eines körpereigenen Cannabinoidsystems mit spezifischen Bindungsstellen (Cannabinoidrezeptoren), körpereigenen Cannabinoiden (Endocannabinoiden) sowie Proteinen zur Bildung und zum Abbau der Endocannabinoide. Dieses Endocannabinoidsystem ist viele Millionen Jahre alt und wurde nicht nur bei Säugetieren, sondern beispielsweise auch bei Vögeln und Fischen nachgewiesen. Während Cannabinoid-1- und Cannabinoid-2-Rezeptoren nur bei Wirbeltieren vorkommen, finden sich Enzyme zur Produktion und zum Abbau von Endocannabinoiden fast im gesamten Tierreich.

Das Endocannabinoidsystem ist an vielen Körperfunktionen beteiligt. Das Verständnis dieses Regulationssystems ermöglicht es, auch die Wirkungsweise von Cannabisprodukten beziehungsweise einzelner Cannabinoide der Hanfpflanze nachzuvollziehen.

Erste Schritte der Erforschung des Endocannabinoidsystems

Die moderne Cannabinoidforschung, die vor mehr als 50 Jahren begann, wurde initiiert, um die Wirkung einer illegalen Droge zu verstehen. Nachdem die Chemie der Hanfpflanze und die pharmakologischen und psychologischen Wirkungen von THC in den sechziger und siebziger Jahren zumindest teilweise ergründet waren, veränderte sich das Forschungsfeld. Ab Mitte der Achtziger begann die Erforschung der Wirkungsweise von THC und anderer Cannabinoide im Körper, die zur Entdeckung des Endocannabinoidsystems führte. Bald wurde klar, dass sein Verständnis einen neuen Blick auf grundlegende biologische Prozesse sowie die Funktionsweise des zentralen Nervensystems und anderer Organe eröffnet.

1964 gelang die vollständige Aufklärung der chemischen Struktur des Delta-9-Tetrahydrocannabinol (THC). Etwa 30 Jahre später wurden die ersten körpereigenen Cannabinoide entdeckt, *N*-Arachidonylethanolamid (Anandamid, AEA) im Jahr 1992 und 2-Arachidonoylglycerol (2-AG) im Jahr 1995.

Cannabinoidrezeptoren

Ursprünglich war man davon ausgegangen, dass THC über nicht spezifische Mechanismen auf Zellmembranen wirkt, indem es beispielsweise wie Alkohol ihre Beweglichkeit und Durchlässigkeit verändert. Mitte der achtziger Jahre distanzierte man sich von dieser Sichtweise, da es vermehrt Hinweise auf spezifische Angriffspunkte für die beobachteten Wirkungen synthetischer Cannabinoide gab. Schließlich konnte eine Arbeitsgruppe 1987 nachweisen, dass es in der Tat Bindungsstellen für THC im Gehirn gibt.[35] Ihre Verteilung stimmte mit den pharmakologischen Eigenschaften von THC und synthetischen Cannabinoiden, die psychische Wirkungen verursachen, überein. Im Jahr 1990 gelang es dann, die chemische Struktur des ersten Cannabinoidrezeptors zu entschlüsseln. Drei Jahre später wurde ein zweiter Cannabinoidrezeptor in der Milz nachgewiesen, der CB_2-Rezeptor.

Zunächst bestand die Annahme, dass der CB_1-Rezeptor nur im zentralen Nervensystem zu finden ist, sodass er als Gehirn-Cannabinoidrezeptor betrachtet wurde. Er kommt jedoch in fast allen Organen und Geweben vor (Hormondrüsen, Speichel-

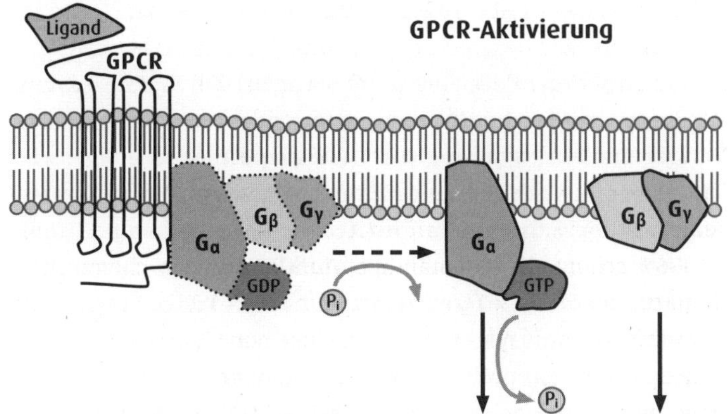

Schematische Darstellung eines GPCR (G-Protein-gekoppelten Rezeptors). Im Falle von Cannabinoidrezeptoren, die ebenfalls zu den GPCR zählen, sind die körpereigenen Bindungsstoffe Endocannabinoide. Der Cannabinoid-1-Rezeptor zählt zu den häufigsten GPC-Rezeptoren im Gehirn. (Modifiziert nach einer Graphik in Belmonte und Blaxall 2011.)

drüsen, weiße Blutkörperchen, Milz, Herz, Atemtrakt, Haut, Knochen, Fortpflanzungsorgane, ableitende Harnwege, Magen-Darm-Trakt), auch wenn seine Konzentration dort teilweise relativ niedrig ist. Die höchsten Konzentrationen finden sich unter anderem in den Basalganglien des Gehirns, die eine Rolle bei der Koordination von Bewegungen spielen, und im Hippocampus, der wichtig ist für die Umwandlung kurzzeitiger Informationen in langzeitige Gedächtnisinhalte sowie für die räumliche Orientierung.

Niedrig ist die Konzentration von CB_1-Rezeptoren dagegen im Hirnstamm, der unter anderem für die Kontrolle elementarer Lebensfunktionen wie Atmung und Kreislauf verantwortlich ist.

Das erklärt die bereits erwähnte Annahme, dass es bei Gesunden keine Todesfälle durch eine Überdosis Cannabis oder THC gibt, da die Funktionen des Hirnstammes selbst durch eine extreme Überdosierung nicht erheblich beeinträchtigt werden können.

Durch die Aktivierung von CB_1-Rezeptoren im Gehirn wird eine Überaktivität aller anderen Botenstoffe im Nervensystem, sogenannter Neurotransmitter (Acetylcholin, Dopamin, Gamma-Aminobuttersäure [GABA], Histamin, Serotonin, Glycin, Glutamat, Noradrenalin) gehemmt. Auf diese Weise schützt das Endocannabinoidsystem Nervenzellen vor Übererregung. Das erklärt zudem das breite therapeutische Wirkungsspektrum von THC beziehungsweise Cannabis. Wenn THC an CB_1-Rezeptoren bindet, dann hemmt dies übermäßige Aktivität in Schmerzregelkreisen des Gehirns. Kommt es im Brechzentrum, der sogenannten Formatio reticularis, und anderen Hirnregionen, die für Übelkeit und Erbrechen verantwortlich sind, zu einer zu hohen Aktivität an Botenstoffen, dann kann eine Aktivierung des CB_1-Rezeptors diese Übelkeit fördernde Aktivität reduzieren. Durch ähnliche Mechanismen werden eine erhöhte Muskelspannung, eine verstärkte Krampfneigung, Angststörungen, Zwangsstörungen, eine Verkrampfung der Bronchien und weitere Krankheitssymptome unterbunden.

Der CB_2-Rezeptor findet sich auf Immunzellen, vor allem T-Lymphozyten, Makrophagen, B-Lymphozyten und blutbildenden Zellen, und im gesamten Gehirn auf verschiedenen Zellen, vor allem aber auf Mikroglia. Im Magen-Darm-Trakt sind CB_2-Rezeptoren beteiligt an der Regulierung der Entzündungsaktivität. Säugetiere besitzen ein hochentwickeltes Immunsystem, das sie vor potenziell schädlichen äußeren Einflüssen schützt und darauf abzielt, Schäden zu verhindern, abzuschwächen und zu reparieren. Das Endocannabinoidsystem stellt über seine CB_2-Rezeptoren einen Teil dieses Schutzmechanismus dar.

Funktionsweise der Endocannabinoide

Die Entdeckung von Cannabinoidrezeptoren legte nahe, dass es körpereigene Substanzen gibt, die an diese Rezeptoren binden. Das erste, im Jahr 1992 nachgewiesene, endogene Cannabinoid Anandamid beziehungsweise *N*-Arachidonoylethanolamid (AEA) ist ein Amid der Arachidonsäure, das zweite, im Jahr 1995 entdeckte, Endocannabinoid 2-Arachidonoylglycerol (2-AG), ein Ester aus Arachidonsäure und Glycerol. Es wurde in der Folge eine Vielzahl weiterer Anandamid-ähnlicher Verbindungen entdeckt, die bisher jedoch überwiegend noch nicht oder kaum erforscht sind.

Endocannabinoide wirken über verschiedene Mechanismen. Der bekannteste ist der der sogenannten retrograden – rückwärtigen – Hemmung der Aktivität anderer Neurotransmitter, Botenstoffe im Nervensystem. Im Gegensatz zu den meisten Neurotransmittern werden Endocannabinoide nicht von der Nervenzelle erzeugt, die ein Signal an eine andere Nervenzelle weitergibt, sondern von der, die das Signal empfängt. Endocannabinoide werden permanent produziert. Das Endocannabinoidsystem ist «tonisch aktiv» (von griech. *tonus*, «Spannung»). Vor allem, wenn das Signal zwischen den zwei beteiligten Nervenzellen stark, also die Konzentration anderer Botenstoffe groß ist, werden verstärkt Endocannabinoide gebildet, was über die Aktivierung von Cannabinoidrezeptoren diese übermäßige Neurotransmitter-Aktivität reduziert. Man spricht daher von rückwärtiger Hemmung. Bei einer Anzahl von Erkrankungen ist die Konzentration der Endocannabinoide erhöht, weil der Körper im Rahmen einer Selbstheilung versucht, die Krankheitssymptome zu bekämpfen. Dies gilt beispielsweise für das Tourette-Syndrom.[36] Andererseits scheinen einige Erkrankungen durch einen Endocannabinoidmangel bedingt zu sein, darunter Migräne, Fibromyalgie und Reizdarm. Dazu wurde der Begriff des Endocannabinoid-Mangel-Syndroms geprägt.[37] Der Körper pro-

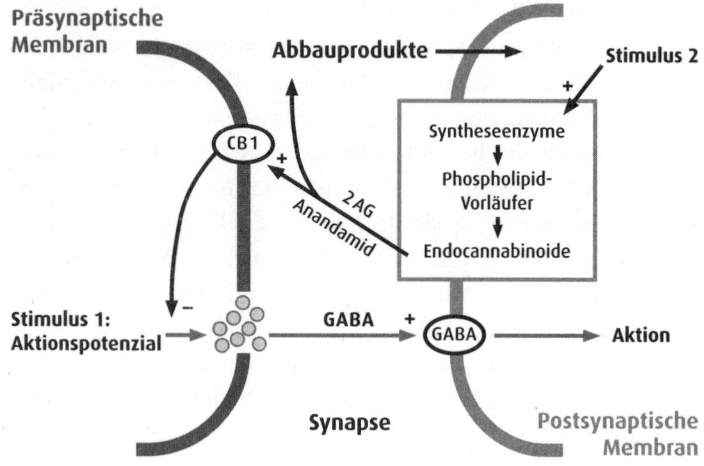

Endocannabinoide, die in der (postsynaptischen) Zelle hinter dem Spalt zwischen zwei Nervenzellen produziert werden, hemmen durch die Aktivierung von Cannabinoidrezeptoren rückwärts die Freisetzung von Botenstoffen – in der Abbildung GABA – von der (präsynaptischen) Zelle vor dem Spalt.

(Modifiziert nach einer Graphik in de Kloet und Woods 2009.)

duziert bei diesen Erkrankungen möglicherweise aufgrund einer erblichen Anlage zu wenig Endocannabinoide.

Verschiedene Endocannabinoide können nicht nur an Cannabinoidrezeptoren binden, sondern auch an den GPR55-Rezeptor (G-Protein-gekoppelter Rezeptor 55) und ähnliche Bindungsstellen (GPR119, GPR18) sowie an die Vanilloidrezeptoren vom Typ 1 und Typ 2, auch TrpV1 und TrpV2 genannt. Weitere Bindungsstellen für Endocannabinoide wie der PPAR-Gamma (Peroxisom-Proliferator-aktivierter Rezeptor-Gamma), befinden sich nicht wie üblicherweise außen auf der Zelle beziehungsweise der Zellmembran, sondern im Zellkern.

Im Laufe der vergangenen 20 bis 25 Jahre hat sich daher das zunächst recht überschaubare Bild eines körpereigenen Cannabinoidsystems, bestehend aus zwei Cannabinoidrezeptoren (CB1- und CB2-Rezeptor) sowie zwei Endocannabinoiden (Anandamid und 2-AG) grundlegend gewandelt. Wir haben es mit einem komplexen System mit vielerlei Funktionen bei Gesundheit und Krankheit zu tun. Professor Raphael Mechoulam, der 1964 mit seinem Kollegen Professor Yechiel Gaoni die exakte Struktur des THC identifiziert und dessen Arbeitsgruppe an der Hebräischen Universität von Jerusalem 1992 das erste Endocannabinoid (Anandamid) entdeckt hatte und 2020 seinen 92. Geburtstag feiert, merkte vor einigen Jahren in einem Vortrag an, dass die vergangenen 50 Jahre Cannabinoidforschung sehr spannend gewesen seien und dass die kommenden 50 Jahre vermutlich nicht weniger spannend sein werden.

Weniger gut erforschte Endocannabinoid-ähnliche Verbindungen

Es wurden etwa 200 Anandamid-ähnliche Substanzen im Gehirn entdeckt. Nur von wenigen wurde bisher ihre Wirkung untersucht. Nach der Untersuchung der Pflanzencannabinoide und ihrer Wirkungen (1. Phase) und der Erforschung des Endocannabionidsystems (2. Phase) kann man die nun beginnende Periode als 3. Phase der Erforschung dieses Systems bezeichnen. Bei den Endocannabinoid-ähnlichen Substanzen, die untersucht wurden, konnten recht unterschiedliche pharmakologische Effekte festgestellt werden. Hier einige Beispiele: Arachidonoylserin hat gefäßerweiternde Eigenschaften und wirkt nervenschützend. Seine Wirkung scheint indirekt über den CB_2-Rezeptor vermittelt zu werden. 2-Arachidonylglyceryläther (Noladinäther) bindet an den CB_1-Rezeptor und verursacht Sedierung, Reduzierung der Körpertemperatur und der Darmbewegungen sowie Schmerzlinderung. Virodhamin

(O-Arachidonoylethanolamid, OAE) blockiert die Aktivität des CB_1-Rezeptors. Oleoylserin weist Wirkungen gegen Osteoporose auf. Oleoylethanolamid reguliert die Nahrungsaufnahme und das Körpergewicht. Es zeichnet sich allerdings ab, dass die Wirkungsweise vieler Endocannabinoid-ähnlicher Substanzen weit über das hinausgeht, was wir bei den bisher gut erforschten Endocannabinoiden beobachtet haben.

Funktionen der Endocannabinoide

Endocannabinoide üben sowohl im zentralen Nervensystem als auch in peripheren Organen und Geweben eine Vielzahl physiologischer Funktionen aus, darunter im Herz-Kreislauf-System, im Magen-Darm-Trakt, in der Leber, im Immunsystem, in der Muskulatur, den Knochen, den Fortpflanzungsorganen und der Haut. Es muss einen Grund geben, warum unser Körper so viele verschiedene Endocannabinoide und Endocannabinoid-ähnliche Substanzen produziert und nicht nur einige wenige. Man kann beispielsweise darüber spekulieren, ob unterschiedliche Konzentrationen von Endocannabinoiden mit ihren subtilen physiologischen und psychologischen Wirkungen im Gehirn mitverantwortlich sind für unterschiedliche Persönlichkeitsstrukturen bzw. den Charakter von Menschen.

Die Wirkungen von Endocannabinoiden im Gehirn werden vor allem über CB_1-Rezeptoren vermittelt, zum Teil aber auch über CB_2-Rezeptoren. Eine der wichtigsten Funktionen des Endocannabinoidsystems im Gehirn ist die Regulation eines Systems, das der Stressbewältigung dient. Außerdem spielt es eine Rolle bei Angst und Depressionen sowie bei der Neubildung von Nervenzellen. Es wirkt auf das Belohnungssystem des Gehirns und hat damit einen Einfluss auf die Abhängigkeit von Drogen, unsere Lust auf Süßes und anderes abhängiges Verhalten (Spielsucht etc.). Das Endocannabinoidsystem beeinflusst unsere geistige Leistungsfähigkeit, die Lernfähigkeit und das

Gedächtnis. In diesem Zusammenhang wird die Auslöschung unangenehmer Erinnerungen durch das Endocannabinoidsystem bei der Therapie der posttraumatischen Belastungsstörung genutzt. Interessanterweise könnte der Gedächtnisverlust im Alter durch die Aktivierung des Endocannabinoidsystems verringert werden. So zeigten Mäuse, die keine CB_1-Rezeptoren besitzen, schnellere altersabhängige Defizite in der geistigen Leistungsfähigkeit als normale Mäuse. Sie verloren zudem wichtige Nervenzellen im Hippocampus, einer zentralen Hirnregion, was von einer Entzündung der Nervenzellen begleitet war. Diese Befunde legen nahe, dass CB_1-Rezeptoren im Hippocampus vor einer altersbedingten Abnahme der geistigen Leistungsfähigkeit schützen können.[38]

Die Wirkungen von THC

Etwa 20 Cannabinoide zählen zum Delta-9-THC-Typ, von denen in der Pflanze vor allem zwei Delta-9-THC-Säuren vorkommen, die unter der Einwirkung von Hitze und bei langer Lagerung in das phenolische Delta-9-THC (Dronabinol) umgewandelt werden. Dieses phenolische THC verursacht die bekannten psychischen und auch die meisten medizinischen Wirkungen THC-reicher Cannabissorten. THC bindet an die beiden Cannabinoidrezeptoren CB_1 und CB_2.

Wird der CB_1-Rezeptor durch phenolisches THC aktiviert, so führt dies zu Schmerzlinderung, Muskelentspannung, Appetitsteigerung, Erweiterung der Bronchien, Steigerung der Herzfrequenz, Blutdrucksenkung im Stehen, eventuell bis zur Ohnmacht, Weitung von Blutgefäßen mit Rötung der Augen, Reduzierung der Pupillenreaktion auf Licht, Euphorie und andere psychische Wirkungen (Sedierung, Angstzustände), psychomotorische Beeinträchtigungen, veränderte Zeitwahrnehmung, reduzierte Aufmerksamkeit, reduzierte Produktion von Speichel und Tränenflüssigkeit, verlangsamte Magenentleerung, Wirkungen auf verschiedene Hormone wie beispielsweise Kortison und Hormone, die den Appetit beeinflussen (Ghrelin und Leptin), und Senkung des Augeninnendrucks. Die Aktivierung des CB_2-Rezeptors auf Zellen des Immunsystems durch THC hemmt entzündliche Prozesse und allergische Reaktionen, indem sie entzündungsfördernde Botenstoffe (Zytokine) reduziert.

Was passiert nach der Aufnahme von THC im Körper?

Die meisten Daten zum Verhalten von Cannabinoiden nach der Aufnahme in den Körper liegen für Delta-9-THC vor. Andere Phytocannabinoide, darunter CBD und Cannabinol, zeigen ein ähnliches Muster. Das Verhalten der Cannabinoide hängt von der Art ab, wie sie aufgenommen wurden. THC wird im Wesentlichen inhaliert (Rauchen, Inhalation mit einem Verdampfer) und oral aufgenommen (Tinkturen, Tees etc.).

Nach dem ersten Einziehen von Rauch beziehungsweise Dampf ist THC innerhalb weniger Sekunden im Blut nachweisbar, die maximale Blutkonzentration wird drei bis acht Minuten nach Beginn der Inhalation erreicht. Die systemische Bioverfügbarkeit, also der Anteil, der tatsächlich im Blutkreislauf ankommt, beträgt bei der Inhalation etwa 10 bis 35 Prozent. Diese Ausbeute wird durch die Tiefe des Einatmens, die Zugdauer und die Länge des Anhaltens der Luft beeinflusst. Verluste entstehen durch Verbrennung beim Rauchen (etwa 30 Prozent), durch Seitenströme und durch eine unvollständige Aufnahme von THC durch die Schleimhaut der Atemwege. In einem Test mit einem Vaporizer wurden durchschnittlich etwa 35 Prozent des inhalierten THC sofort wieder ausgeatmet.[39] Die Wirkung setzt nach wenigen Sekunden ein und erreicht nach 20 bis 30 Minuten ihr Maximum.

Bei der oralen Verwendung erfolgt die Aufnahme langsam und ungleichmäßig. Maximale THC-Blutkonzentrationen werden im Allgemeinen nach 60 bis 120 Minuten festgestellt. Ein Teil des THC wird durch die Magensäure abgebaut, der größte Teil jedoch im oberen Magen-Darm-Trakt in die Blutbahn aufgenommen, von wo aus es über die Leberpfortader in die Leber gelangt. Dort wird er größtenteils zu 11-Hydroxy-THC (11-OH-THC) und weiteren Stoffwechselprodukten abgebaut, sodass die systemische Bioverfügbarkeit – der Anteil des THC, der in den Körperkreislauf gelangt – nur drei bis zwölf Prozent beträgt. Allerdings weist 11-Hydroxy-THC ähnliche Wirkungen wie die Muttersubstanz auf und trägt nach der oralen Aufnahme erheblich zur Gesamtwirkung bei. Die Wirkung setzt nach 30 bis 90 Minuten ein und erreicht nach zwei bis drei Stunden ihr Maximum.

Das Rauchen einer einzelnen Cannabiszigarette, die 16 oder 34 Milligramm THC enthielt, führte in einer Studie zu einer durchschnittlichen maximalen Konzentration im Blutplasma von 84,3 Nanogramm pro Milliliter (Spanne: 50 – 129 ng / ml) für die niedrige Dosis und 162,2 Nanogramm pro Milliliter (Spanne: 76 – 267 ng / ml) für die höhere Dosis.[40] Die Konzentration sank innerhalb von drei bis vier Stunden auf ein bis vier Nanogramm pro Milliliter. Nach oraler Einnahme zeigte die THC-Plasmakonzentration in einer Studie mit Krebspatienten einen flachen Verlauf mit maximalen Konzentrationen von 2,7 – 6,3 Nanogramm pro Milliliter nach der Einnahme von 15 Milligramm THC.[41]

Wie CBD im Körper wirkt

Die Wirkungsmechanismen von CBD sind noch nicht vollständig erforscht. Sie sind vielfältig und nicht so einfach und kurz zu beschreiben wie jene von THC.[42] So hemmt CBD einen Teil der Wirkung von THC am CB_1-Rezeptor. CBD bindet zwar auch an den CB_1-Rezeptor, jedoch an einer anderen Stelle. Man bezeichnet diesen Vorgang der Bindung und Veränderung des

Rezeptors durch CBD als allosterische Modulation. Interessanterweise aktiviert CBD unter bestimmten Bedingungen auch den CB_1-Rezeptor. So basiert die Entspannung von Blutgefäßen durch CBD auf einer Aktivierung von CB_1-Rezeptoren und Vanilloidrezeptoren.

Neben der Wirkung von THC am CB_1-Rezeptor hemmt CBD auch die Aufnahme des körpereigenen Cannabinoids Anandamid in die Zelle sowie dessen Abbau, indem es den Transport zu dem Protein verhindert, das für den Abbau verantwortlich ist. Damit steigert es die Konzentration dieses Endocannabinoids.

CBD bindet an eine Vielzahl weiterer Rezeptoren, darunter der Vanilloidrezeptor Typ 1, der Vanilloidrezeptor Typ 2, der Glycinrezeptor und der Sigma-1-Rezeptor. CBD bindet an den ausgleichenden Nucleosid-Transporter-1 und verstärkt damit die Signalgebung durch Adenosin im Körper. Adenosin übt eine Anzahl von Wirkungen aus. So blockiert es die Ausschüttung aktivierender Botenstoffe im Nervensystem, wie beispielsweise Dopamin, Acetylcholin und Noradrenalin. Einige entzündungshemmende Wirkungen könnten auf diesem Wirkungsmechanismus beruhen. Niedrige CBD-Dosen verringern – wie THCA – die Produktion des entzündungsfördernden Botenstoffes Tumor-Nekrose-Faktor-Alpha (TNF-Alpha).[43]

CBD aktiviert den 5-HT1A-Rezeptor. Seine Aktivierung wirkt potenziell angstlösend. Auch andere CBD-Wirkungen werden auf die Aktivierung dieses Rezeptors zurückgeführt. CBD bindet an den GPR55-Rezeptor, einen weiteren Cannabionidrezeptor. Dieser Effekt ist an der entzündungshemmenden Wirkung des Cannabinoids beteiligt. Zellstudien legen nahe, dass CBD seine krampflösenden Wirkungen zumindest zum Teil durch seine Wirkungen auf bestimmte Zellmembran-Kanäle (spannungsaktivierte Natriumkanäle) ausübt.[44] CBD ist ein sogenannter Agonist an GPR3- und GPR6-Rezeptoren. GPR3 ist an der Alzheimer-Krankheit beteiligt, während GPR6 eine mögliche Rolle bei der Parkinson-Krankheit spielt. In hohen Dosen bindet CBD an den Dopamin-2-Rezeptor – ebenso wie andere Wirkstoffe gegen Psychosen.

Schließlich gilt es noch zu erwähnen, dass Cannabinoide, einschließlich CBD, wirkungsvolle Antioxidantien sind, also Fänger freier Radikale. Es wurde gezeigt, dass CBD oxidativen Schädigungen durch H_2O_2 (Wasserstoffperoxid) mindestens genauso gut vorbeugt wie Ascorbinsäure (Vitamin C) oder Tocopherol (Vitamin E).[45]

7 Der rechtliche Rahmen der Cannabisnutzung in Deutschland

In Deutschland erhältliche CBD- und THC-Präparate

THC und THC-reiche Cannabismedikamente werden in allen europäischen Ländern, so auch in Deutschland, strenger rechtlich reglementiert als CBD-Produkte. Letztere können entweder als Arzneimittel mittels Rezept in der Apotheke oder – bisher noch – als Nahrungsergänzungsmittel frei erworben werden. Es gibt reine CBD-Lösungen und natürliche CBD-haltige Hanfextrakte. In Deutschland und einigen anderen europäischen Ländern wurde 2019 ein erster CBD-reicher Cannabisextrakt unter dem Markennamen Epidiolex® für die Behandlung zweier seltener genetisch bedingter Epilepsieformen zugelassen.

Alle THC-haltigen Präparate gelten dagegen rechtlich als Betäubungsmittel und unterliegen daher den strengen Vorgaben des deutschen Betäubungsmittelgesetzes. Sie dürfen daher legal nur nach ärztlicher Verschreibung auf einem speziellen Rezept, dem Betäubungsmittelrezept, in Apotheken erworben werden. Betäubungsmittel dürfen nach § 13 Betäubungsmittelgesetz nur verschrieben werden, wenn der beabsichtigte Zweck nicht «auf andere Weise erreicht werden kann», beispielsweise durch andere Medikamente. Zu den THC-haltigen Cannabismedikamenten zählen isoliertes THC (Donabinol) und der synthetische THC-Abkömmling Nabilon, der unter dem Markennamen Canemes® für die Behandlung von Übelkeit und Erbrechen bei einer Krebschemotherapie in Deutschland zugelassen ist, Cannabisextrakte wie Sativex®, das für die Behandlung Erwachsener mit einer Spastik aufgrund einer multiplen Sklerose oder in der Apotheke hergestellte Extrakte sowie mehr als 30 Sorten Cannabisblüten, die bisher aus den Niederlanden und Kanada importiert werden.

CBD als Medikament und Nahrungsergänzungsmittel

CBD-Präparate gibt es zum einen in der Apotheke. Diese sind seit dem 1. Oktober 2016 verschreibungspflichtig. Apotheker*innen können sowohl Rezepturarzneimittel herstellen als auch einen Fertigextrakt (Epidiolex®) herausgeben. Daneben werden im Internet und in verschiedenen Shops Nahrungsergänzungsmittel mit CBD angeboten, zum Teil als Aromaöle.

Der CBD-Pflanzenextrakt Epidiolex® wurde 2018 in den USA und 2019 in mehreren europäischen Ländern zugelassen für die Behandlung von Anfällen im Zusammenhang mit zwei seltenen und schweren genetisch bedingten Formen der Epilepsie, dem Lennox-Gastaut-Syndrom und dem Dravet-Syndrom, bei Patienten ab zwei Jahren.

Bezüglich der Rezepturarzneimittel gibt es in Deutschland seit 2015 eine Rezepturvorschrift für Apotheker*innen unter der Bezeichnung «Ölige Cannabidiol-Lösung 50 mg / ml und 100 mg / ml» (NRF 22.10). Das entspricht also fünf- beziehungsweise zehnprozentigen CBD-Lösungen. Zur Herstellung des Rezepturarzneimittels CBD wird der Wirkstoff in der Apotheke in mittelkettigen Triglyceriden gelöst. Die Einnahme erfolgt oral.

Darüber hinaus gibt es eine große Zahl von CBD-haltigen Extrakten, Ölen, Kapseln und Kaugummis mit sehr unterschiedlichen Konzentrationen, die nicht als Arzneimittel, sondern als Nahrungsergänzungsmittel in Verkehr gebracht werden. Manchmal werden solche Extrakte auch in anderer Form, zum

Beispiel als Aromaöle oder Cremes, angeboten. Derzeit herrscht ein juristischer Streit darüber, ob solche Nahrungsergänzungsmittel verkauft werden dürfen oder grundsätzlich verboten sind. Nahrungsergänzungsmittel mit reinem CBD sind sicherlich verboten, weil sie unter die sogenannte Novel-Food-Verordnung der Europäischen Union fallen. Sie werden als neue Nahrungsmittel behandelt, weil es vor dem 15. Mai 1997 in den Ländern der EU keinen nennenswerten Verzehr solcher Cannabinoide gab.

Somit gelten Hanflebensmittel nur dann nicht als *Novel Food*, wenn ihre Bestandteile kein synthetisches, angereichertes CBD, sondern natürliches CBD enthalten, wie zum Beispiel Kekse mit Hanfsamen. All jene Lebensmittel, Nahrungsergänzungsmittel, denen isoliertes CBD nachträglich hinzugefügt wurde, werden daher als *Novel Food* eingeordnet. Isoliertes kristallines CBD wird heute in großen Mengen vor allem in China und einigen osteuropäischen Ländern hergestellt und weltweit vermarktet. Natürliche CBD-haltige Hanfextrakte stammen dagegen häufig aus heimischer Produktion.

Gegenwärtig setzt sich in der deutschen und europäischen Justiz die Auffassung durch, dass alle CBD-haltigen Nahrungsergänzungsmittel illegal sind, sodass es vermehrt zu Razzien gekommen ist. Für die Verbraucher besteht kein juristisches Risiko, jedoch für die Verkäufer. Nach einer Umfrage in Deutschland bevorzugt die Mehrheit der Konsumenten allerdings natürliche CBD-haltige Extrakte gegenüber synthetischem CBD.[46]

Darüber hinaus besteht aktuell Unklarheit darüber, wie hoch der THC-Gehalt in CBD-Extrakten sein darf. So wurden beispielsweise 2019 Razzien in Hanfshops durchgeführt, die CBD-Produkte anboten. Begründet wurde dies damit, dass ein Verstoß gegen das BtMG vorliege, da die Präparate auch THC enthielten und die erlaubte Höchstgrenze für THC von 0,2 Prozent bei Extrakten nicht gelte. In der Tat gilt die Höchstmenge für THC von

0,2 Prozent in den Blüten und Blättern für den Anbau von Hanfpflanzen. Landwirte dürfen nach einer entsprechenden Genehmigung durch die Bundesanstalt für Landwirtschaft und Ernährung in Bonn solche Sorten aus EU-zertifizierten Hanfsamen in Deutschland anbauen, in deren Blättern und Blüten nicht mehr als 0,2 Prozent THC entsteht, sodass eine Rauschwirkung ausgeschlossen ist. Diese Höchstmenge in Hanfprodukten gilt jedoch nicht für die Abgabe an Endverbraucher. Das Bundesinstitut für gesundheitlichen Verbraucherschutz und Veterinärmedizin (BgVV) empfiehlt eine maximale tägliche Aufnahmemenge von THC mit hanfhaltigen Lebensmitteln von maximal ein bis zwei Mikrogramm pro Kilogramm Körpergewicht und leitet daraus Höchstkonzentrationen für THC in Lebensmitteln ab, die deutlich unter 0,2 Prozent liegen.

Die Verwendung von THC-haltigen Cannabisprodukten

Bei der Verwendung von THC-haltigen Cannabismedikamenten ist grundsätzlich zwischen der Zulässigkeit der Verschreibung und der Kostenübernahme der Therapie durch die gesetzlichen Krankenkassen zu unterscheiden.

Zulässigkeit der Verschreibung

Wann dürfen Cannabismedikamente verschrieben werden? Die Regelung dazu findet sich in der Anlage 3 des Betäubungsmittelgesetzes. Betäubungsmittel dürfen nach § 13 BtMG verschrieben werden, wenn «ihre Anwendung [...] begründet ist. Die Anwendung ist insbesondere dann nicht begründet, wenn der beabsichtigte Zweck auf andere Weise erreicht werden kann.»

Nach Aussagen von Oberstaatsanwalt Jörn Patzak, Kommentator des Betäubungsmittelgesetzes, liegen die Hürden für eine strafrechtliche Verfolgung von Ärzt*innen wegen des unlauteren Verschreibens von Betäubungmitteln hoch. Ein Verstoß gegen § 13 BtMG sei nur dann strafrechtlich relevant, wenn er vorsätzlich erfolge. Die Begründung für die Verschreibung muss vom Arzt oder der Ärztin gut dokumentiert sein.

In der Ärzteschaft gibt es unterschiedliche Meinungen über die Frage, bei welchen Krankheiten und Symptomen Cannabis verschrieben werden darf. Dazu schrieb mir Herr Patzak in einer E-Mail im Mai 2019:

> Eine Abweichung von der herrschenden Lehre der medizinischen Wissenschaft, vom Indikationskatalog der Bundesärztekammer oder von den Richtlinien der Krankenkassen im Einzelfall bedeuten aber noch nicht, dass die Behandlung mit Betäubungsmitteln ärztlich unbegründet ist. Die herrschende Lehre der medizinischen Wissenschaft, der Indikationskatalog und die Stellungnahmen der Bundesärztekammer stellen nur Orientierungsrichtlinien dar, an denen sich der verantwortungsvolle Arzt im Rahmen seiner ärztlichen Therapiefreiheit orientieren kann. Sie binden ihn nicht bei der Wahl der Behandlungsmethode im Rahmen des § 13 BtMG, setzen ihn aber einem erhöhten Begründungszwang bei der Durchführung einer Außenseitermethode aus. […] Zusammenfassend ist zu sagen, dass ein Arzt keine strafrechtliche Ahndung wegen ‹unerlaubten› Verschreibens von Cannabis befürchten muss, wenn die Verschreibung nach den zumindest weitaus überwiegend anerkannten Regeln der ärztlichen Wissenschaft erfolgt. Insoweit steht dem Arzt ein Beurteilungsspielraum zu, zumal es für Medizinalcannabis – soweit ich weiß – bislang keine Behandlungsleitlinien gibt! Das ist letztlich aber eine Frage des Einzelfalles.

PRAXISTIPP

Laut § 13 des Betäubungsmittelgesetzes können Betäubungsmittel keine Mittel der ersten Wahl sein, es sei denn, mögliche Alternativen gehen im konkreten Fall mit einer ungünstigeren Risiko-Nutzen-Bewertung einher. Dabei kann auch das langzeitige Risiko-Nutzen-Profil Berücksichtigung finden. So kann die Anwendung begründet sein, obwohl schwache Opioide (Tramadol, Tilidin) – aufgrund ihres Abhängigkeitspotenzials –, Biologika – aufgrund ihrer potenziell tödlichen Nebenwirkungen (zum Beispiel ein erhöhtes Risiko für Infektionen wie mit dem Corona-Virus aus 2019) – oder Neuroleptika – aufgrund ihrer möglichen motorischen Nebenwirkungen – zur Verfügung stehen. Es macht keinen Sinn, damit zu argumentieren, dass Sie bestimmte Medikamente, die bei Ihrer Erkrankung grundsätzlich zum Einsatz kommen könnten, prinzipiell ablehnen, weil Sie beispielsweise natürliche pflanzliche Präparate bevorzugen. Ihr Arzt oder Ihre Ärztin darf Ihnen Cannabismedikamente nur dann verschreiben, wenn ihr Einsatz medizinisch begründet ist. Haben Sie schon genug Standardtherapien ausprobiert, die unzureichend wirksam oder mit ausgeprägten Nebenwirkungen verbunden sind?

Verschreibungshöchstmengen

Die monatliche Verschreibungshöchstmenge für reines Dronabinol / THC beträgt 500 Milligramm, für Dronabinol in Cannabisextrakten 1000 Milligramm und für Cannabisblüten 100 Gramm. Wird die Verschreibungshöchstmenge innerhalb von 30 Tagen überschritten, so muss dies mit einem A (für «Ausnahmeverschreibung») auf dem Rezept gekennzeichnet werden.

TIPP FÜR ÄRZT*INNEN:

Da sich die Verschreibungshöchstmenge auf 30 Tage bezieht und Patient*innen gelegentlich schon nach 28 oder 29 Tagen ein neues Rezept erhalten, kann man ein A auch bereits dann setzen, wenn die Hälfte der Verschreibungshöchstmenge überschritten wird, also bei mehr als 250 Milligramm reinem Dronabinol oder mehr als 50 Gramm Cannabisblüten. So halte ich es in meiner Praxis. Lieber ein A zu viel als ein A zu wenig! Grundsätzlich besteht auch die Möglichkeit, immer ein A auf ein Betäubungsmittelrezept zu setzen, wie es einige Kolleg*innen handhaben.

Voraussetzungen für die Kostenübernahme einer Behandlung durch die Krankenkassen

Die Zulässigkeit der Verschreibung nach § 13 BtMG ist nicht zu verwechseln mit den Vorgaben des § 31 Abs. 6 SGB V, der die Voraussetzungen für die Kostenübernahme regelt. Laut diesem müssen für die Kostenerstattung einer Behandlung mit einem cannabisbasierten Medikament (inklusive THC, Cannabisblüten, Cannabisextrakte, Nabilon – nicht aber CBD und CBD-Exktrakte) durch die gesetzliche Krankenversicherung folgende Punkte erfüllt sein:

- Es liegt «eine schwerwiegende Erkrankung» vor.
- Eine «allgemein anerkannte, dem medizinischen Standard entsprechende Leistung steht im Einzelfall nicht zur Verfügung» oder diese Leistung kann «im Einzelfall nach der begründeten Einschätzung der behandelnden Vertragsärztin oder des behandelnden Vertragsarztes unter Abwägung der zu erwartenden Nebenwirkungen und unter Berücksichtigung des Krankheitszustandes der oder des Versicherten nicht zur Anwendung kommen».
- Es besteht «eine nicht ganz entfernt liegende Aussicht auf

eine spürbare positive Einwirkung auf den Krankheitsverlauf oder auf schwerwiegende Symptome».

Weiter heißt es in dem Paragraphen, dass – wenn diese Voraussetzungen erfüllt sind – der Antrag auf Kostenübernahme durch die GKV «nur in begründeten Ausnahmefällen» abgelehnt werden darf.

Eine Verordnung per Privatrezept zu Lasten des Patienten beziehungsweise der Patientin kann jederzeit erfolgen – unabhängig von der Indikation. Private Krankenversicherungen stellen ähnliche Anforderungen an die Kostenübernahme wie gesetzliche Krankenkassen. Die Voraussetzungen sind allerdings gesetzlich nicht eindeutig formuliert.

Wie wird die Kostenübernahme durch die Krankenkasse beantragt?

Im Antrag auf Kostenübernahme müssen Punkte dargelegt werden, die die Krankenkasse (und den Medizinischen Dienst der Krankenversicherung, MDK) von der Notwendigkeit der Behandlung überzeugen. Obligat ist nach § 31 Abs. 6 SGB V die Einreichung eines speziellen Arztfragebogens zu Cannabinoiden. Dieser kann bei der Krankenkasse angefordert oder auf verschiedenen Internetseiten[47] heruntergeladen werden. Es empfiehlt sich allerdings, darüber hinaus folgende Unterlagen einzureichen:

- Arztbriefe mit Vorbefunden (ggf. von Fachärzt*innen)
- Zusammenstellung des Krankheitsverlaufs
- Detaillierte Aufstellung früherer Behandlungen inkl. positiver Effekte und Nebenwirkungen
- Darstellung des bisherigen Erkrankungs- und Behandlungsverlaufs durch den Patienten beziehungsweise die Patientin
- Literatur oder Literaturhinweise, die zeigen, dass Cannabismedikamente bei der zur Diskussion stehenden Erkrankung bzw. Symptomatik wirksam sein können.

WEITERE PRAXISTIPPS

- Bieten Sie Ihrem Arzt an, dass Sie ihm bei der Argumentation gegenüber der Krankenkasse zuarbeiten. Erstellen Sie beispielsweise eine detaillierte Übersicht über die bisher durchgeführten Behandlungen mit Dosierungen sowie erwünschten und unerwünschten Wirkungen. Darüber hinaus können Sie die Schwere der Erkrankung darlegen: Wie macht sich die Erkrankung im Alltag bemerkbar? Welche Defizite liegen vor? Welche Verbesserungen werden durch Cannabismedikamente erzielt?
- Die Internetseite der IACM (Internationale Arbeitsgemeinschaft für Cannabinoidmedikamente), www.cannabis-med.org, bietet zahlreiche cannabisbezogene Informationen und Literaturhinweise zu verschiedenen Erkrankungen und Symptomen. Dort findet sich unter dem Button «Rundbrief» auch eine Datenbank der seit mehr als 20 Jahren alle zwei Wochen erscheinenden IACM-Informationen.

Die Krankenkassen müssen innerhalb von fünf Wochen über einen Kostenübernahmeantrag entschieden haben. Diese Frist wird auf drei Tage reduziert, wenn es sich um eine Therapie im Rahmen einer Palliativversorgung handelt oder wenn ein Krankenhaus stationär eine Therapie mit Cannabismedikamenten begonnen hat.

Wie geht man vor, wenn die Krankenkasse die Kostenübernahme ablehnt?

Lehnt die Krankenkasse die Kostenübernahme für eine Therapie ab, so besteht der erste Schritt darin, sich die genauen Gründe anzuschauen. Warum wurde die Kostenübernahme abgelehnt? Ist die Krankenkasse der Auffassung, dass keine schwere Erkrankung vorliegt, dass noch weitere Therapiemöglichkeiten bestehen oder dass es keine Aussicht auf eine spürbare Linderung der Erkrankung durch Cannabismedikamente gibt?

Entscheidet man sich zu einem Widerspruch, dann muss darin genau auf diesen Punkt oder diese Punkte eingegangen werden. Eventuell ist es sinnvoll, noch einmal einen Facharzt oder eine Fachärztin hinzuzuziehen, mit dem oder der man überlegen kann, ob es noch andere Therapiemöglichkeiten gibt. Leider legen die Krankenkassen nicht immer dar, welche Therapien noch möglich sind, und es ist oft auch nicht einfach zu beurteilen, ob von den Krankenkassen vorgeschlagene Therapien wirklich notwendig sind. Eventuell muss noch weitere Literatur besorgt werden, die zeigt, dass Cannabismedikamente bei dieser Erkrankung sehr wohl eine Linderung bewirken können. Oder es gilt, die Schwere der Erkrankung detailliert durch die Einschränkungen, die sie im Alltag oder Beruf mit sich bringt, zu erläutern.

Parallel zum Widerspruch kann man sofort vor dem Sozialgericht gegen die Entscheidung der Krankenkasse klagen. Man muss also nicht abwarten, bis die Krankenkasse auch den Widerspruch abgelehnt hat – es gibt wohlgemerkt keine Frist, innerhalb der sie auf einen Widerspruch reagieren muss. Die erste Instanz beim zuständigen Sozialgericht ist kostenlos. Auch ein Anwalt ist nicht unbedingt erforderlich. So gibt es Richter*innen, die sagen, dass sie lieber einen gut vorbereiteten Patienten vor sich haben, der seine eigene Position vertritt und begründet, als einen Anwalt, der sich nicht gut vorbereitet hat. Es muss also nicht immer ein Nachteil sein, keinen Anwalt zu haben. Meistens ist es jedoch besser, vor Gericht einen Anwalt einzuschalten, denn meistens können Anwälte besser argumentieren, weil sie sich mit den Gepflogenheiten vor Gericht besser auskennen als ein Laie.

Dr. Oliver Tolmein, Fachanwalt für Medizinrecht, der sich seit vielen Jahren für die Rechte von Patient*innen einsetzt, die von Cannabismedikamenten profitieren, äußert sich zu dieser Problematik wie folgt:

> Die Genehmigung für eine Verschreibung von Cannabis als Medizin nach § 31 Abs. 6 SGB 5 zu beantragen, verlangt vielen Patient*innen auch einiges an Geduld ab: Immer neue Nachfragen der Krankenkassen, deren Begehren, immer neue Atteste von Ärztinnen und Ärzten zu erhalten, kosten Energie und Zeit. Beides haben gerade schwer kranke Menschen oft nicht. [...] Das Widerspruchsverfahren hat für die Krankenkasse zwei Vorteile: Sie müssen (noch) nichts leisten, und – für das Widerspruchsverfahren gibt es keine klaren Fristen. Kassen spielen hier also häufig auf Zeit.
>
> Dagegen können Patient*innen auf zweierlei Weise vorgehen: Der traditionelle Weg ist die Untätigkeitsklage. Sie kann nach § 88 Abs. 2 SGG drei Monate nach Ablehnung der Genehmigung beim Sozialgericht erhoben werden. Anwaltliche Vertretung ist nicht erforderlich. [...] Der Nachteil dieses Verfahrens: Es ist vergleichsweise aufwendig, und es sichert keine Genehmigung, sondern nur eine Entscheidung. Gegen die kann dann in der Hauptsache vor dem Sozialgericht geklagt werden: Das kann in der ersten Instanz zwei bis vier Jahre dauern – eine Zeit, in der Patient*innen weiterhin keinen Anspruch auf Cannabis als Medizin verordnet zulasten der Krankenkasse haben.
>
> Empfehlenswert ist deswegen möglicherweise eine andere Vorgehensweise: Nach Ablehnung der Genehmigung durch die Krankenkasse wird Widerspruch gegen diese ablehnende Entscheidung eingelegt – und gleichzeitig (oder auch später) ein Verfahren mit dem Antrag auf einstweilige Erteilung der Genehmigung (§ 86b SGG) vor dem Sozialgericht eingeleitet. Ein solches Verfahren kann dazu führen, dass die Krankenkasse vorläufig verpflichtet wird, die Kosten für Cannabis als Medizin zu übernehmen. Diese Eilverfahren sind rechtlich und tatsächlich

allerdings schwierig. Anwaltliche Vertretung ist nicht erforderlich, aber unbedingt empfehlenswert. Vorteil des Verfahrens: Es dauert zumeist etwa vier bis zwölf Wochen und führt dazu, dass für einen befristeten Zeitraum die Kosten für Cannabis von der Kasse übernommen werden müssen. Der Nachteil ist: Die vorläufige Kostenübernahme kann im Hauptsacheverfahren, das durch ein Eilverfahren nicht ersetzt wird, aufgehoben werden – schlimmstenfalls müssen dann Kosten an die Krankenkasse erstattet werden. [...] Bei allen Klagen vor dem Sozialgericht, ob mit oder ohne Anwalt, kann grundsätzlich Prozesskostenhilfe beantragt werden.

Cannabis als Medizin und die Teilnahme am Straßenverkehr

Nach § 24 des Straßenverkehrsgesetzes ist das Führen eines Fahrzeuges unter dem Einfluss illegaler Drogen verboten. Ähnlich ist es in der Anlage 4 der Fahrerlaubnisverordnung formuliert. Wer nicht fahrtüchtig ist, also beispielsweise unter dem Einfluss von Drogen steht, darf nicht am Straßenverkehr teilnehmen. Die Fahreignung bezeichnet im Gegensatz zur akuten Fahrtüchtigkeit die grundsätzliche Eignung zur Teilnahme am Straßenverkehr. In diesem Abschnitt geht es um die Fahrtüchtigkeit.

Wenn normalerweise illegale Drogen als Medikament von einem Arzt oder einer Ärztin für einen konkreten Krankheitsfall verordnet wurden und dieses Medikament ordnungsgemäß entsprechend der Dosierungsanleitung eingenommen wurde, liegt grundsätzlich kein Verstoß gegen das Straßenverkehrsgesetz vor. Dies gilt gleichermaßen für Opiate, Amphetamine und Cannabismedikamente. In diesem Fall ist die Teilnahme am Straßenverkehr zulässig. So heißt es im § 24a, Satz 2 des

Straßenverkehrsgesetzes: «Ordnungswidrig handelt, wer unter der Wirkung eines in der Anlage zu dieser Vorschrift genannten berauschenden Mittels im Straßenverkehr ein Kraftfahrzeug führt. Eine solche Wirkung liegt vor, wenn eine in dieser Anlage genannte Substanz im Blut nachgewiesen wird. Satz 1 gilt nicht, wenn die Substanz aus der bestimmungsgemäßen Einnahme eines für einen konkreten Krankheitsfall verschriebenen Arzneimittels herrührt.» Dies wurde von der Bundesregierung durch die Drucksache 18/11701 eindeutig als Antwort auf eine Kleine Anfrage der Opposition bestätigt.

Analog unterscheidet auch die Fahrerlaubnisverordnung – hier geht es um die Fahreignung – zwischen der illegalen Verwendung von Drogen und der Einnahme von Arzneimitteln. So heißt es in einem Merkblatt des Bundesverkehrsministeriums aus dem Jahr 2015, das demnächst auf den neuesten Stand gebracht werden soll: «Während der illegale Konsum von Betäubungsmitteln (außer Cannabis) die Fahreignung nach Anlage 4 Nr. 9.1 FeV ausschließt, führt die Einnahme von Medikamenten nur dann zum Ausschluss der Fahreignung, wenn es zu einer Beeinträchtigung des Leistungsvermögens unter das erforderliche Maß kommt (Anlage 4 Nr. 9.6.2 FeV).» Um die Fahreignung zu gewährleisten, muss der Patient beziehungsweise die Patientin sich also in einem stabilen, gut eingestellten Zustand befinden; die Einnahme des betreffenden Betäubungsmittels darf den Allgemeinzustand nicht wesentlich negativ beeinflussen. Grundsätzlich sollten Patient*innen sich vor Fahrtantritt daher stets kritisch hinterfragen.

Häufig kommt es zu Problemen, weil die Medikamente auf Cannabisbasis nicht entsprechend der Dosierungsanleitung eingenommen wurden oder weil die Dosierungsanleitung so formuliert wurde, dass keine gleichmäßige Einstellung auf das Medikament erfolgt ist.

In der Eindosierungsphase, also zu Beginn der Therapie,

wenn der Körper sich an die neuen Gegebenheiten gewöhnen und die optimale Dosis erst noch ermittelt werden muss, sollte die Teilnahme am Straßenverkehr vermieden werden. Bei der Einnahme von Stoffen wie Opiaten wird empfohlen, ein bis zwei Wochen der Behandlung abzuwarten. Ähnliches gilt für Medikamente auf Cannabisbasis. Ist eine Teilnahme am Straßenverkehr durchgängig notwendig, dann kann mit dem Arzt oder der Ärztin besprochen werden, ob die Einnahme zunächst nur in den Abendstunden stattfinden kann, sodass am Folgetag keine fahrrelevanten Leistungseinbußen mehr eintreten.

Besondere Anforderungen gelten für Patient*innen unter einer Cannabistherapie, wenn sie einen Lkw, einen Bus oder sonstige Beförderungsmittel für andere Personen fahren wollen. Hier muss nach der Fallerlaubnisverordnung eine Begutachtung vorgenommen werden, um an eine Fahrerlaubnis zu gelangen.

Überprüfung der Fahreignung unter Cannabismedikation

Bei der Begutachtung der Fahreignung von Patient*innen unter psychoaktiv wirksamer Dauermedikation werden verschiedene Faktoren untersucht. Die Entscheidung, ob ein ärztliches Gutachten oder ein medizinisch-psychologisches Gutachten anzuordnen ist, obliegt der Fahrerlaubnisbehörde. Die unterschiedlichen Begutachtungsformen können unterschiedlichen Fragestellungen nachgehen. In erster Linie wird überprüft, ob die Behandlung die Leistungsfähigkeit der potenziellen Verkehrsteilnehmer*innen beeinflusst. Daneben wird den Fragen nachgegangen, ob eine verlässliche Mitwirkung bei der Behandlung (Compliance und Adhärenz) erwartet werden kann und ob die Patient*innen in der Lage sind, Zustände von Fahrunsicherheit zu erkennen und verantwortlich damit umzugehen – Ärzt*innen sind im Rahmen des Behandlungsvertrages zwar dazu verpflichtet, über eine mögliche Beeinträchtigung der Fahrtauglichkeit durch das verschriebene Medikament und / oder die

Erkrankung aufzuklären, die Verantwortung tragen letztlich jedoch die Patient*innen. Abzuklären ist außerdem ein möglicher Beigebrauch anderer psychoaktiver Substanzen. Auch ein gelegentlicher Alkoholkonsum kann unter Cannabismedikation dazu führen, dass die Fahreignung in Frage gestellt wird!

Sofern sich aus der Vorgeschichte keine weiteren Bedenken ableiten lassen, wird zunächst von einer medizinisch indizierten und von dem Patienten beziehungsweise der Patientin sorgfältig und verantwortlich durchgeführten Cannabistherapie ausgegangen. Lag ein aktenkundiger, ursprünglich illegaler Cannabiskonsum oder ein Konsum anderer psychotroper Substanzen vor, ist in der Regel eine MPU (Medizinisch-Psychologische Untersuchung) angezeigt, wenn nicht bereits ein positives MPU-Gutachten zu diesem Sachverhalt vorliegt. Zunächst muss geklärt werden, ob eine Drogenproblematik besteht. Erst dann kann die Bedeutung einer aktuellen Verschreibung von Cannabismedikamenten vor dem Hintergrund der Vorgeschichte bewertet werden.

Mögliche Fragestellungen durch die Fahrerlaubnisbehörde

- «Ist Herr / Frau ... trotz der bekannten Erkrankung (Benennung der Erkrankung), die nach Anlage 4 Nr. ... die Fahreignung in Frage stellt, und der damit in Verbindung stehenden Dauermedikation (Name des Medikaments, ggf. ‹Medizinal-Cannabisblüten›) in der Lage, die Anforderungen an das Führen von Kraftfahrzeugen der Klasse ... zu erfüllen?»
- «Liegt die erforderliche psycho-physische Leistungsfähigkeit zum sicheren Führen eines Kraftfahrzeuges vor?»
- «Ist Herr / Frau ... in der Lage, ggf. Leistungsdefizite und die Fähigkeit, ein Fahrzeug sicher zu führen, richtig wahrzunehmen, kritisch und eigenverantwortlich einzuschätzen und danach zu handeln?»
- «Ist insbesondere zu erwarten, dass Herr / Frau ... die ärzt-

lich verordnete Medikation ausschließlich therapeutisch, der ärztlichen Verordnung entsprechend einnimmt und nicht missbräuchlich? Besteht Einsicht in die Erfordernis der Therapietreue?»

Missbräuchliche Medikamenteneinnahme

Eine missbräuchliche Einnahme von Cannabismedikamenten kann aus verschiedenen Gründen erfolgen und sollte somit individuell bewertet werden. Die folgenden zwei Motivationen bilden die Endpunkte einer Skala, die die Schwere des Verstoßes darstellt:

1. Auf der untersten Stufe kann eine missbräuchliche Einnahme vorliegen, wenn ein Patient oder eine Patientin entgegen der ärztlichen Verordnung eine höhere Dosierung des Medikaments einnimmt, um zum Beispiel besonders starke Angstzustände oder Schmerzen zu behandeln.
2. Auf der obersten Stufe kann eine missbräuchliche Einnahme vorliegen, wenn ein Patient oder eine Patientin ein Medikament eigenmächtig und ohne ärztliche Indikation mit der Absicht einnimmt, sich in einen Rauschzustand zu versetzen.

Nachweis des THC-Konsums

Der Konsum von Cannabis beziehungsweise THC kann durch den Nachweis von THC und THC-Abbauprodukten im Blut, im Urin, im Speichel, im Schweiß und in den Haaren ermittelt werden. Meistens erfolgt zunächst ein Drogenscreening im Urin, Speichel oder Schweiß. Drogenscreenings sind sehr einfach durchzuführen, beispielsweise von Polizeibeamt*innen auf der Straße, haben jedoch den Nachteil, dass die dazu verwendeten Nachweismethoden recht ungenau sind. Im Falle eines positiven Tests werden daher in der Regel Blutentnahmen und Bestätigungsanalysen in einem Labor angeschlossen.

Mit Hilfe einer Urinprobe kann die Einnahme von Cannabis

beziehungsweise THC über einen längeren Zeitraum nachgewiesen werden als bei einer Blutanalyse. Dies liegt daran, dass bei einer Urinuntersuchung der Gehalt des Abbauproduktes THC-Carbonsäure (THC-COOH) ermittelt wird, welches länger im Urin vorhanden ist als THC. Es lässt sich nach einmaligem oder bei gelegentlichem Konsum etwa drei bis fünf und manchmal sogar bis zu sieben Tage nachweisen. Bei regelmäßigem Konsum kann dieses Abbauprodukt im Durchschnitt noch etwa dreißig Tage und gelegentlich bis zu zwei bis drei Monate nach dem letzten Konsum nachgewiesen werden.

An dieser Stelle möchte ich einen kurzen Hinweis geben, der über die Frage der Unfälle im Straßenverkehr hinausgeht. Eine große Übersicht aller Studien zum Thema hat ergeben, dass es keinen Zusammenhang zwischen Cannabiskonsum und Arbeitsunfällen gibt.[48] Sieben der 16 überprüften Studien zeigten Belege für einen positiven Zusammenhang zwischen Cannabiskonsum und Arbeitsunfällen. Eine Studie zeigte Belege für einen negativen Zusammenhang, und die übrigen acht Studien zeigten keinen Hinweis auf einen signifikanten Zusammenhang. Nur drei der überprüften Studien zeigten eindeutige Hinweise darauf, dass der Cannabiskonsum dem Ereignis einer Arbeitsunfallverletzung vorausging.

PRAXISTIPPS

- Die aktive Teilnahme am Straßenverkehr sollte zum Schutze der eigenen Person und vor allem auch der anderen Verkehrsteilnehmer*innen nicht während des akuten Cannabisrausches erfolgen. Zudem sollte bei der Einnahme hoher Cannabisdosen zusätzlich bedacht werden, dass die Fahrtüchtigkeit gegebenenfalls auch länger als drei bis vier Stunden beeinträchtigt sein kann. Das muss individuell beurteilt werden. Eine Kombination von Cannabisprodukten und Alkohol beziehungsweise anderen Drogen und Medikamenten, die die Fahrtüchtigkeit beeinträchtigen können, sollte grundsätzlich vermieden werden, wenn man aktiv am Straßenverkehr teilnehmen möchte.

- Wenn Sie das erste Mal Cannabisprodukte zu medizinischen Zwecken verwenden, sollten Sie einige Tage lang nicht aktiv am Straßenverkehr teilnehmen, bis Sie die Dosis kennen, bei der sicher keine psychischen Wirkungen auftreten und Ihre Fahrtüchtigkeit nicht beeinträchtigt ist. Wenn Sie durchgängig am Straßenverkehr teilnehmen müssen, dann sollten Sie die Einnahme auf den Abend beschränken, sofern feststeht, dass Sie nicht vor dem Morgen ein Fahrzeug führen werden.
- Wenn bei einer Verkehrskontrolle Cannabinoide in Ihrem Urin nachgewiesen worden sind, ist es wichtig, dass durch den Arzt, der anschließend die Blutentnahme bei Ihnen vornimmt, dokumentiert wird, dass Sie nicht beeinträchtigt sind. Meistens führt der Arzt auch einige Tests durch, um Ihre psychomotorische Leistungsfähigkeit zu überprüfen. Bestehen Sie auf diesen Tests und darauf, dass die Ergebnisse genau dokumentiert werden. Dies wird Ihnen später helfen, falls Ihre Fahrtüchtigkeit und / oder Ihre Fahreignung in Frage gestellt werden sollten.
- Grundsätzlich kann die zuständige Fahrerlaubnisbehörde auch bei der Verwendung von ärztlich verschriebenen Medikamenten und Drogen eine Überprüfung der Fahreignung durch eine MPU oder ein ärztliches Gutachten anordnen. Das darf sie allerdings nur, wenn es einen Anlass dafür gibt.
- Es reicht nicht aus, ein Rezept über die Verordnung eines Cannabismedikamentes mit sich zu führen. Die Ärztin bei der MPU-Stelle muss auch nachvollziehen können, dass das Medikament ordnungsgemäß eingenommen wurde. Dazu kann sie beispielsweise dem behandelnden Arzt Fragen zur Diagnose, zur Dosierungsanleitung und zu den zuletzt verschriebenen Rezepten stellen. Sollte daraus hervorgehen, dass der betroffene Patient das Medikament nicht vorschriftsmäßig eingenommen hat, kann der Führerschein eingezogen werden. Es ist also wichtig, das verschriebene Medikament entsprechend der Dosierungsanleitung einzunehmen.

- Die Dosierungsanleitung sollte möglichst exakt sein, also zum Beispiel: «Bitte inhalieren Sie 0,8 Gramm der verordneten Sorte, verteilt auf vier Gaben täglich.» Dosierungsanleitungen, die einen großen Spielraum lassen, wie etwa eine Tagesdosis von 0,5 bis ein Gramm in drei bis fünf Gaben, je nach Stärke der Symptome, was aus medizinischer Sicht durchaus sinnvoll sein kann, können bei einer MPU negativ bewertet werden. Sie erlauben nämlich das Argument, dass keine Einstellung auf eine konstante Dosierung vorliege.
- Bei einer MPU wird zudem immer geprüft, ob die Patient*innen sich darüber im Klaren sind, dass die Einnahme von Cannabismedikamenten mit einer Reduzierung der Fahrtüchtigkeit beziehungsweise der psychomotorischen Leistungsfähigkeit einhergehen kann, auch wenn das im konkreten Fall aufgrund einer Toleranzentwicklung nicht mehr zutrifft. Es ist sinnvoll, sich gut auf eine MPU vorzubereiten und sich in die Lage der Psycholog*innen und Ärzt*innen zu versetzen, die einer Teilnahme am Straßenverkehr unter dem Einfluss von Cannabis, auch wenn dieser medizinisch erfolgt, eventuell kritisch gegenüberstehen.
- In der jüngsten Zeit ist es wiederholt vorgekommen, dass Patienten durch eine MPU gefallen sind, weil sie Cannabis geraucht – und damit keine medizinisch sinnvolle Verwendungsform gewählt haben, auch wenn diese vom Arzt toleriert wurde – und nicht mit einem Vaporisator inhaliert haben. Das ist zwar rechtlich unzulässig, hat den Betroffenen allerdings häufig erhebliche Schwierigkeiten bereitet. Es ist wichtig, sich darüber im Klaren zu sein, dass einige Führerscheinstellen und einige MPU-Stellen sich bisher noch nicht mit dem Gedanken anfreunden konnten, dass Personen, die Cannabis aus medizinischen Gründen verwenden, grundsätzlich am Straßenverkehr teilnehmen dürfen, so wie dies die Rechtslage vorsieht.

Mitnahme von Cannabis ins Ausland

Betäubungsmittel, die von einem Arzt beziehungsweise einer Ärztin rezeptiert wurden, dürfen mit einer entsprechenden vom Arzt oder der Ärztin und dem zuständigen Gesundheitsamt ausgefüllten Bescheinigung in die meisten Länder mitgenommen werden. Vorsicht ist geboten bei Ländern mit strengen Drogengesetzen wie etwa Saudi-Arabien, Katar, die Philippinen und Singapur. Im Zweifelsfall ist eine Nachfrage bei der Botschaft des Landes in Deutschland sinnvoll. Extrakte werden häufig eher toleriert als Cannabisblüten. Die zugelassene Höchstmenge entspricht dem individuellen Bedarf für einen Behandlungszeitraum von 30 Tagen. Es gibt zu diesem Zweck zwei Formulare, in die der Arzt neben den Daten des Patienten den Namen des Medikamentes, die wirksamen Inhaltsstoffe – bei cannabisbasierten Medikamenten entweder Tetrahydrocannabinol (THC) oder Nabilon –, die Tagesdosis, die Art der Einnahme und andere Informationen eintragen muss.

Die beiden Formulare – das zum Mitführen von Betäubungsmitteln in die Länder des Schengen-Abkommens und das andere zum Mitführen von Betäubungsmitteln in andere (Nicht-Schengen-) Staaten – können auf der Internetseite des Bundesinstituts für Arzneimittel und Medizinprodukte heruntergeladen werden.

In den meisten Bundesländern ist das Gesundheitsamt am Wohnort des Patienten oder der Patientin für die Bescheinigungen zuständig, in Bayern ist es jedoch das Gesundheitsamt am Wohnort des Arztes beziehungsweise der Ärztin.

Es gibt niederländische Apotheken, in denen Patient*innen in Deutschland ausgestellte Betäubungsmittelrezepte für Cannabis einlösen können. In den Niederlanden sind die Cannabisblüten wesentlich günstiger. Sie kosten dort etwa sechs bis sieben Euro, während man in Deutschland 22 bis 24 Euro auf den Tisch legen muss. Allerdings dürfen in den Niederlanden erworbene Medikamente nicht nach Deutschland importiert werden.

Abbildung rechts: Bescheinigung für das Mitführen von Betäubungsmitteln im Rahmen einer ärztlichen Behandlung im Schengenraum. Für das Mitführen in Nicht-Schengen-Länder ist ein gesondertes Formular erforderlich. (https://www.bfarm.de/DE/Bundesopiumstelle/Betaeubungsmittel/Reisen/_node.html)

Bescheinigung für das Mitführen von Betäubungsmitteln im Rahmen einer ärztlichen Behandlung - Artikel 75 des Schengener Durchführungsabkommens -

A Verschreibender Arzt:

(Name) (Vorname) (Telefon) (1)

(Anschrift) (2)

(Stempel des Arztes) (Datum) (Unterschrift des Arztes) (3)

B Patient:

(Name) (Vorname) (4)

(Nr. des Passes oder eines anderen Ausweisdokumentes) (5)

(Geburtsort) (6)

(Geburtsdatum) (7)

(Staatsangehörigkeit) (8)

(Geschlecht) (9)

(Wohnanschrift) (10)

(Dauer der Reise in Tagen) (11)

(Gültigkeitsdauer der Erlaubnis von/bis - max. 30 Tage) (12)

C Verschriebenes Arzneimittel:

(Handelsbezeichnung oder Sonderzubereitung (13)

(Darreichungsform) (14)

(Internationale Bezeichnung des Wirkstoffs) (15)

(Wirkstoff-Konzentration) (16)

(Gebrauchsanweisung) (17)

(Gesamtwirkstoffmenge) (18)

(Reichdauer der Verschreibung in Tagen - max. 30 Tage) (19)

(Anmerkungen) (20)

D Für die Beglaubigung zuständige Behörde:

(Bezeichnung) (21)

(Anschrift) (Telefon) (22)

(Stempel der Behörde) (Datum) (Unterschrift der Behörde) (23)

BfArM 017 (12.2000)

8 Die Rechtslage in der Schweiz und Österreich

Die Rechtslage für die Verwendung von Medikamenten auf Cannabisbasis unterscheidet sich in den drei deutschsprachigen Ländern Deutschland, Österreich und der Schweiz.

Österreich

THC- und CBD-haltige Medikamente

THC-haltige Cannabismedikamente fallen unter das Suchtmittelgesetz (SMG), das dem deutschen Betäubungsmittelgesetz entspricht. Im Gegensatz zu Deutschland ist eine Verschreibung von Cannabisblüten nicht gestattet.

Von Ärzt*innen verschrieben werden dürfen:

- Dronabinol / THC in verschiedenen Zubereitungen aus der Apotheke (Kapseln, Tropfen, alkoholische-Lösungen)
- der Cannabisextrakt Sativex®
- Nabilon (Canemes®)

Die Richtlinien für Verschreibungsmöglichkeiten von cannabishaltigen Arzneimitteln sind durch den sogenannten Erstattungskodex (EKO) geregelt. Es gibt keine einheitlichen Richtlinien für Kostenerstattungen durch die Krankenkassen. Diese werden von den einzelnen Versicherungsträgern unterschiedlich gehandhabt.

Der Vertrieb von Cannabisblüten, die mehr als 0,3 Prozent THC enthalten, ist generell verboten. Das Suchtmittelgesetz erklärt damit auch die Verschreibung von sogenanntem medizinischem Cannabis als illegal. Das gilt auch für alle Formen der Selbsterzeugung. Besitz, Gewinnung, Weitergabe und Handel sind nicht autorisiert. Der in Österreich stattfindende Anbau von Hanfpflanzen für die pharmazeutische Weiterverarbeitung, zum Beispiel zur Gewinnung von Dronabinol, ist streng geregelt und steht unter staatlicher Aufsicht.

Den Wirkstoff CBD hingegen können Ärzt*innen in Arzneimittelqualität verschreiben, und das Medikament kann in der Apotheke hergestellt werden. Hier gilt das Gleiche wie für Dronabinol / THC: Krankenkassen bezahlen die CBD-Behandlung nur im Einzelfall.

CBD als Nahrungsergänzungsmittel

CBD fällt, wie im vorangehenden Kapitel erläutert, unter die Novel-Food-Verordnung der EU und bedarf daher einer Zulassung als «neuartiges Nahrungsmittel». Da es eine solche Zulassung bisher nicht gibt, ist CBD in Nahrungsmitteln grundsätzlich untersagt. Zudem sind im Gegensatz zu Deutschland auch CBD-haltige Kosmetika nicht erlaubt.

Schweiz

THC-haltige Medikamente

Wenn eine Pflanze einen Grenzwert von ein Prozent THC unterschreitet, gilt sie in der Schweiz nicht als Betäubungsmittel. Das ist ein erheblicher Unterschied zu Deutschland (0,2 Prozent) und Österreich (0,3 Prozent).

Neben reinem Dronabinol (THC) sind auch natürliche Cannabispräparate grundsätzlich verschreibungsfähig. Es wird zwischen registrierten Fertigarzneimitteln und Magistralrezepturen unterschieden, also Arzneimitteln, die in der Apotheke auf ärztliche Verordnung individuell für die Patient*innen hergestellt werden. Die bei der zuständigen Heilmittelbehörde Swissmedic registrierten Cannabispräparate können als normale Betäubungsmittel für zugelassene Indikationen verordnet werden. Zurzeit betrifft dies einzig Sativex®. Magistralrezepturen können ebenfalls verschrieben werden, benötigen aber für jeden Patienten eine Ausnahmegenehmigung.

Die Schweizer Regierung will Ärzten ermöglichen, Cannabis für medizinische Zwecke ohne behördliche Genehmigung zu verschreiben. Am 24. Juni 2020 hat der Bundesrat dem Parlament eine entsprechend revidierte Fassung des Betäubungsmittelgesetzes zur Beratung vorgelegt, sodass bereits zum Zeitpunkt des Erscheinens dieses Buches Cannabisblüten auch in der Schweiz verordnet werden könnten.

CBD-basierte Produkte

Eine Vielzahl von CBD-Präparaten ist in der Schweiz frei verkäuflich. So gibt es beispielsweise CBD-reiche Cannabisblüten mit einem THC-Gehalt von unter einem Prozent, die sehr beliebt sind und als Tabakersatz Verwendung finden.

9 Hinweise zur Vorbereitung auf einen Arztbesuch

Viele Patient*innen, die ihren Arzt oder ihre Ärztin auf eine Medikation mit THC-haltigen Cannabismedikamenten ansprechen, erfahren eine Ablehnung. Dies ist ein Nachteil gegenüber einer Therapie mit CBD, die unter Verwendung von freiverkäuflichen Präparaten häufig ohne ärztliche Betreuung durchgeführt werden kann.

Die Ablehnung durch Ärzt*innen kann verschiedene Gründe haben. Viele sind grundsätzlich nicht bereit zu einer solchen Therapie, weil sie Cannabis für wirkungslos halten oder als eine gefährliche Droge einschätzen, die nicht therapeutisch verwendet werden sollte. Es gibt jedoch auch viele Ärzt*innen, die für eine Therapie mit Cannabismedikamenten gewonnen werden könnten, sich bisher allerdings kaum damit befasst haben. In diesen Fällen kommt es auch darauf an, wie sie von ihren Patient*innen auf das Thema angesprochen werden.

Sie können also nicht davon ausgehen, dass Ihr Arzt oder Ihre Ärztin sich mit dem Thema bereits gut auskennt. Eine Therapie mit Cannabismedikamenten ist zwar nicht kompliziert, wenn man einige grundlegende Dinge beachtet, aber die meisten Ärzt*innen hatten bisher nicht die Möglichkeit, sich das entsprechende Basiswissen anzueignen. Eine zunehmende Zahl von ihnen ist offen für das Thema, leider sind es aber bisher zu wenige, um die Nachfrage der Patient*innen zu decken.

Um Ihre Chancen zu verbessern, sollten Sie sich vor Ihrem Arztbesuch vor allem sehr gut informieren, sodass Sie alle möglichen aufkommenden Fragen beantworten können und Ihr Arzt ein Stück seiner Unsicherheit verliert, falls eine Behandlung mit cannabisbasierten Medikamenten grundsätzlich in Frage käme, er jedoch noch nie eine solche Therapie durchgeführt hat. Es ist wichtig, dass Sie zum Experten beziehungsweise zur Expertin werden.

Außerdem ist es hilfreich, wenn Sie sich in die Lage Ihres Arztes hineinversetzen. Dieser hat möglicherweise neben der aufreibenden Praxistätigkeit wenig Zeit, sich in die Thematik einzuarbeiten, und eine solche Therapie ist aufgrund der Begleiterhebung durch die Bundesopiumstelle und den notwendigen Kostenübernahmeantrag bei der Krankenkasse für ihn zeitaufwendig und daher wenig attraktiv.

Verschiedene Arten von Ärzt*innen und wie man mit ihnen umgehen sollte

Grundsätzlich kann man aus Patientensicht vier Arztgruppen unterscheiden.

Erfahrene Ärzt*innen

Bei erfahrenen Ärzt*innen geht es im Wesentlichen meist darum, ob eine Therapie mit Cannabismedikamenten nach § 13 des Betäubungmittelgesetzes erlaubt ist, welches Präparat oder welche Präparate auf welche Art und Weise in welcher Dosis eingenommen werden sollten und ob ein Antrag auf eine Kostenübernahme Erfolg haben könnte.

Auch auf einen Termin mit einem erfahrenen Arzt sollten Sie sich gut vorbereiten. Machen Sie deutlich, dass Sie ihm beim Kostenübernahmeantrag Arbeit abnehmen werden, indem Sie etwa bisherige Therapieverfahren ausführlich aufgelistet haben. Dazu gehören auch die Angaben, von wann bis wann diese durchgeführt wurden, bei welchem Arzt, in welcher Dosierung, mit welchen Effekten und welchen Nebenwirkungen. Suchen Sie die wichtigsten Arztberichte heraus, die Ihre Angaben belegen.

Erfahrene Ärzt*innen, die nur Dronabinol und standardisierte Cannabisextrakte verschreiben

Bei erfahrenen Ärzt*innen, die nur Dronabinol und Cannabisextrakte verschreiben, kann es nicht selten zu Konflikten kommen, wenn Sie bisher (illegal) Cannabisblüten verwendet haben. Da ein Gramm Cannabisblüten mit einem THC-Gehalt von zwanzig Prozent 200 Milligramm Dronabinol / THC entspricht, stellen viele Patient*innen fest, dass zehn oder 20 Milligramm Dronabinol oder der Cannabisextrakt nicht so wirksam sind wie die Cannabisblüten. Dies liegt häufig an einer Unterdosierung und nicht grundsätzlich an einer schlechteren Wirksamkeit der oralen Präparate.

Bereiten Sie sich auf den Termin mit einem solchen Arzt vor, indem Sie sich darüber informieren, welche Präparate bezogen auf den THC-Gehalt am günstigsten sind. Eine kurze Übersicht findet sich beispielsweise im ACM-Magazin der Arbeitsgemeinschaft Cannabis als Medizin, aber auch in Fachbüchern, die Sie Ihrem Arzt zeigen können.[49] Am günstigsten sind Cannabisblüten. Ein möglicher Kompromiss könnte darin bestehen, dass Ihr Arzt Ihnen Extrakte aus Cannabisblüten verschreibt. Einige Apotheken stellen solche Extrakte selbst her. Sie sind deutlich günstiger als Dronabinol und Fertigextrakte.

Unerfahrene Ärzt*innen, die offen für die Thematik sind

Aus ärztlicher Sicht stellt sich das Thema anders dar als aus Sicht der Patient*innen. Eine Therapie mit Cannabismedikamenten ist für Ärzt*innen grundsätzlich nicht besonders attraktiv. Als unerfahrener Arzt muss man sich in die Thematik erst einarbeiten, hat einiges an bürokratischem Aufwand zu bewältigen und ist zudem von einem möglichen Regress (Strafzahlung bei unwirtschaftlicher Verschreibung) bedroht. Viele Patient*innen berichten, dass sie bereits bis zu 50 Ärzt*innen angerufen haben mit der Frage, ob diese grundsätzlich bereit seien, eine Therapie mit Cannabis durchzuführen. Das bedeutet gleichzeitig, dass viele Ärzt*innen von vielen Patient*innen angerufen werden, die, ohne sich bei ihnen vorgestellt zu haben, gleich mit der Tür ins Haus fallen und nach einer Cannabistherapie fragen. Nicht selten wurden Arzthelfer*innen daher angewiesen, solche Patient*innen gleich abzuweisen.

Klären Sie nicht telefonisch ab, ob ein Arzt Cannabistherapien durchführt, wenn sie nicht wissen, ob er grundsätzlich dazu bereit ist. Sie bekommen sonst sofort eine Anzahl von Absagen. Es macht wenig Sinn, viele Ärzt*innen in kurzer Zeit zu kontaktieren. Am besten ist es, das Thema bei dem Arzt anzusprechen, der Sie schon länger betreut. Wenn Sie einen neuen Arzt suchen, geben Sie ihm die Gelegenheit, Ihr Krankheitsbild kennenzulernen, und akzeptieren Sie, dass er zunächst die üblichen Therapien mit Ihnen durchführen möchte und eventuell auch muss. Der Hinweis, dass Sie pharmazeutische Präparate grundsätzlich ablehnen, ist weder aus ärztlicher Sicht noch juristisch (§ 13 Betäubungmittelgesetz) ein Grund für eine Cannabismedikation.

Zeigen Sie Ihrem Arzt, dass Sie sich gut vorbereitet haben. Sie sollten wissen, welche Präparate verschrieben werden können, wie ein Cannabismedikament auf einem Betäubungsmittelrezept verordnet wird, wie eine Dosierungsanleitung für Medikamente auf Cannabisbasis aussieht und wie ein Kostenübernahmeantrag bei der Krankenkasse abläuft. Seien Sie auf alle möglichen Fragen vorbereitet und informieren Sie sich beispielsweise über das Risiko für eine Abhängigkeit oder die Entwicklung einer Psychose sowie über die Regeln für die Teilnahme am

Straßenverkehr unter Cannabismedikation. Machen Sie auch hier deutlich, dass Sie Ihrem Arzt bei einem Antrag auf Kostenübernahme die Hauptarbeit abnehmen werden, indem Sie darauf hinweisen, dass Sie alle Fragen, die im Arztfragebogen beantwortet werden müssen, etwa hinsichtlich der bereits durchgeführten Standardtherapien, in Ihren Worten vorbereiten.

Unerfahrene Ärzt*innen, die eine Therapie mit Cannabismedikamenten grundsätzlich ablehnen

Es gibt viele Gründe, warum Ärzt*innen einer Therapie mit Medikamenten auf Cannabisbasis ablehnend gegenüberstehen. Am häufigsten wird die bei vielen Indikationen schlechte Studienlage angeführt sowie die Tatsache, dass Cannabis als sehr gefährliche Substanz betrachtet wird, die Psychosen auslöst und Abhängigkeit verursacht. Andere Gründe sind der bürokratische Aufwand, mögliche spätere Regressforderungen sowie die Sorge, in der Region als Cannabisspezialist*in bekannt zu werden und damit nicht nur viele weitere zeitaufwendige Patient*innen anzuziehen, sondern auch einen schlechten Ruf zu bekommen.

Falls überhaupt ein Gespräch möglich ist, versuchen Sie herauszubekommen, warum Ihr Arzt eine Behandlung mit Cannabis ablehnt. Wenn er beispielsweise Angst davor hat, als Cannabisarzt bekannt zu werden, weisen Sie darauf hin, dass sie seine Behandlung für sich behalten und das Medikament in einer Apotheke aus einem anderen Ort bestellen werden. Bei den anderen Gründen gelten die bereits gemachten Empfehlungen: Informationsarbeit und das Angebot, bürokratische Aufgaben weitmöglichst vorzubereiten.

Verlieren Sie nicht die Hoffnung: Die Meinung Ihres Arztes kann sich im Laufe der Zeit ändern. In allen Ländern, in denen die medizinische Verwendung von Cannabis legalisiert wurde, war es zu Beginn immer nur eine kleine Zahl von Ärzt*innen, die zu solch einer Therapie bereit waren. Haben Sie, wenn Ihr

Zustand es erlaubt, also etwas Geduld. Sie können versuchen, über Selbsthilfegruppen der Arbeitsgemeinschaf Cannabis als Medizin (ACM) oder Patientenforen Kontakt zu Ärzten aus Ihrer Region zu erhalten. Ein weiterer möglicher Ansatzpunkt ist die Ermittlung von Ärzten über Apotheken, die cannabisbasierte Medikamente bereits an andere Patienten abgeben. Entsprechende Listen gibt es ebenfalls über die ACM. Es ist jedoch Vorsicht geboten. Es gibt kostenpflichtige Webseiten, auf denen die Not der Patienten ausgenutzt wird und trotz Zahlung von Geldern keine Vermittlung eines Arztes erfolgen konnte.

Welche cannabisbasierten Medikamente können verschrieben werden?

Cannabismedikamente können grob eingeteilt werden in orale Zubereitungen und unverarbeitete Cannabisblüten.

Die in der Apotheke erhältlichen Cannabisblüten – mehr als 30 Sorten mit steigender Tendenz – werden gegenwärtig aus den Niederlanden und Kanada importiert. Ein Import aus weiteren Ländern wird vorbereitet. Zudem hat die Bundesopiumstelle einigen deutschen Firmen die Genehmigung erteilt, Cannabisblüten für medizinische Zwecke anzubauen.

An oralen Zubereitungen sind nach ärztlicher Verschreibung zwei isolierte Cannabinoide (Donabinol/THC, Nabilon) auf einem Betäubungsmittelrezept sowie CBD auf einem normalen Rezept in der Apotheke erhältlich. Nabilon ist unter dem Namen Canemes® für die Behandlung von Übelkeit und Erbrechen bei Krebschemotherapie arzneimittelrechtlich zugelassen, ebenso wie ein Cannabisextrakt (Sativex®) für die Therapie mittelschwerer bis schwerer Spastik bei Erwachsenen mit multipler Sklerose. Einige Firmen bieten neben Cannabisblüten auch

Cannabisextrakte als Rezepturarzneimittel an. Eine kleine Anzahl von Apotheken stellt selbst Extrakte aus den verfügbaren Cannabisblüten her.

PRAXISTIPPS

- Aktuelle Informationen zu den verfügbaren Cannabisblüten und deren Charakteristika sind auf der Internetseite der ACM zusammengetragen (www.arbeitsgemeinschaft-cannabis-medizin.de). Das im Internet frei verfügbare, jährlich im Januar erscheinende ACM-Magazin liefert relativ aktuelle Informationen über verschreibungsfähige Cannabismedikamente. Im Internet findet sich auch eine unter meiner Mitwirkung erstellte PDF-Datei mit dem Titel «Cannabissorten in Deutschland und ihre Inhaltsstoffe».[50] Diese wird mehrmals pro Jahr auf den neuesten Stand gebracht.
- Insbesondere für Selbstzahler*innen lohnt sich ein Preisvergleich zwischen verschiedenen Produkten. Cannabisblüten sind deutlich günstiger als Extrakte. Aber auch zwischen den Extrakten und einzelnen Cannabinoiden gibt es erhebliche preisliche Unterschiede. CBD aus der Apotheke ist deutlich teurer als CBD, das auch als Nahrungsergänzungsmittel angeboten wird.

Dosierung

Oft wissen Ärzt*innen nicht, wie sie eine Therapie beginnen sollen. Eine der Hauptfragen ist dabei die der Dosierung. Diese muss einschleichend erfolgen, also beispielweise mit ein- bis zweimal 2,5 Milligramm Dronabinol, einmal ein Milligramm Nabilon, ein Sprühstoß Sativex® (2,7 Milligramm Dronabinol) oder 20 Milligramm Cannabisblüten täglich. Danach wird sie alle ein bis zwei Tage um eine Einheit gesteigert und beim Auftreten von Nebenwirkungen um eine Einheit reduziert. Die zugelassene Tageshöchstdosis für den Cannabisextrakt Sativex® beträgt zwölf

Sprühstöße pro Tag, entsprechend 32,4 mg Dronabinol. Allerdings gibt es Patient*innen, die deutlich höhere Dosen vertragen und auch benötigen. Große Studien zeigen, dass Patienten mit multipler Sklerose im Durchschnitt sechs bis sieben Sprühstöße, entsprechend etwa 15 bis 20 mg THC täglich benötigen. Einige benötigen nur einen oder zwei Sprühstöße, andere 20 bis 30 oder mehr.

Eine Dosierungsanleitung für eine 2,5-prozentige THC-Lösung (Dronabinol, Cannabisextrakt) kann zum Beispiel so aussehen: «Bitte beginnen Sie mit 2 × 2 Tropfen. Sie können das Medikament vor oder nach dem Essen einnehmen, sollten aber anfangs den Einnahmezeitpunkt nicht wechseln, da die Nahrung den Wirkungseintritt beeinflussen kann. 3 Tropfen entsprechen etwa 2,5 mg Dronabinol. Wenn Sie es gut vertragen, steigern Sie am nächsten Tag auf 2 × 3 Tropfen, dann 2 × 4 Tropfen und so fort. Wenn Sie Nebenwirkungen verspüren, beispielsweise ein leichtes Schwindelgefühl, gehen Sie auf die vorherige Dosis zurück.»

Hier ein Beispiel für die orale Einnahme als Tee: «Bitte erhitzen Sie Ihre Monatsdosis an Cannabisblüten für etwa 15 Minuten bei 140 °C im Backofen und bewahren Sie diese anschließend im Kühlschrank auf. Kochen Sie 0,02 g davon zehn Minuten lang in 300 ml Wasser, dem Sie einen Teelöffel Sahne hinzugefügt haben. Trinken Sie nach dem Abkühlen und Umrühren davon morgens und abends jeweils die Hälfte. Sie können ihn kalt oder warm zu sich nehmen und nach Belieben süßen. Wenn Sie es gut vertragen, steigern Sie am nächsten Tag auf 0,03 g Cannabisblüten auf 300 ml Wasser und so fort. Wenn Sie Nebenwirkungen verspüren, beispielsweise ein leichtes Schwindelgefühl, gehen Sie auf die vorherige Dosis zurück.»

Und als Inhalation: «Bitte beginnen Sie mit 3 × 10 mg der verordneten Sorte mittels Inhalation im Vaporisator. Wenn Sie es gut vertragen, steigern Sie am Folgetag auf 3 × 20 mg und am

3. Tag auf 3 × 30 mg und so fort, bis die gewünschte therapeutische Wirkung eintritt. Falls Sie Nebenwirkungen verspüren, beispielsweise ein leichtes Schwindelgefühl, gehen Sie auf die vorherige Dosis zurück.»

Vermeiden Sie sowohl eine zu hohe Eingangsdosis als auch ein Beibehalten einer zu niedrigen, möglicherweise nicht wirksamen Eingangsdosis. Die mangelnde Wirksamkeit von cannabisbasierten Medikamenten beruht häufig auf einer Unterdosierung.

10 Bei welchen Erkrankungen Cannabis und Cannabinoide nützlich sein können

Cannabis und einzelne Cannabinoide, wie vor allem THC und CBD, zeigen ein breites pharmakologisches Spektrum an Wirkungen, das zum Teil auch therapeutisch genutzt werden kann. Allerdings sind viele mögliche Einsatzgebiete noch kaum oder unzureichend erforscht, sodass der Grad der Erkenntnis beziehungsweise Evidenz bei der jeweiligen Erkrankung sehr unterschiedlich ist. Um dem unterschiedlichen Kenntnisstand Rechnung zu tragen, sind die nachfolgend aufgeführten möglichen Indikationen entsprechend der Datenlage mit ein bis vier Sternchen gekennzeichnet:

*	nur Grundlagenforschung
**	positive Fallberichte bei Anwendung am Menschen, zum Teil aus meiner ärztlichen Praxis, positive Ergebnisse in Umfragen
***	kleine klinische Studien mit starken Hinweisen auf eine positive Wirkung beim Menschen
****	große klinische Studien mit Nachweis der Wirkung beim Menschen

Dieses Kapitel kann lediglich einen Ausschnitt der Studienlage abbilden und kein Gesamtbild der wissenschaftlichen Erkenntnisse vermitteln. Es werden exemplarisch nur einzelne Studien, Fallberichte und Ergebnisse der Grundlagenforschung zu der entsprechenden Erkrankung beziehungsweise dem Symptom in aller Kürze vorgestellt.

Übersicht über die Anzahl placebokontrollierter Studien mit Cannabismedikamenten in den Jahren 1975–2015

(Grotenhermen & Müller-Vahl 2016)

Erkrankung / Symptom	Anzahl der gefundenen Studien	Gesamtzahl der beteiligten Patient*innen
Durch Krebschemotherapie oder Strahlentherapie verursachte Übelkeit und Erbrechen	33	1525
Appetit und chemosensorische Wahrnehmung bei Krebs- oder HIV- / Aidspatienten	10	973
Neuropathische oder chronische Schmerzen	35	2046
Experimenteller oder akuter Schmerz	11	387
Spastik bei multipler Sklerose	14	1740
Tremor bei multipler Sklerose	2	22
Blasenfunktionsstörung bei multipler Sklerose	2	765
Krankheitsverlauf, Entzündung und geistige Leistungsfähigkeit bei multipler Sklerose	3	610
Querschnittslähmung	3	10
Tourette-Syndrom	2	36
Epilepsie	1	15
Glaukom	3	32
Dystonie	1	15

Erkrankung / Symptom	Anzahl der gefundenen Studien	Gesamtzahl der beteiligten Patient*innen
Darmstörungen und Reizdarmsyndrom	5	215
Morbus Crohn	1	21
Lungenkrankheit (COPD)	1	9
Cannabisabhängigkeit	2	207
Angst und posttraumatische Belastungsstörung	4	104
Schizophrenie	2	55
Parkinson-Krankheit	3	47
Demenz	1	50
Wechselwirkung zwischen Cannabinoiden	2	58
Gesamt	**140**	**8000**

Schmerzerkrankungen (THC)

Neuropathische Schmerzen****

Es gibt eine gute Datenlage für die Wirksamkeit von THC-haltigen Cannabisprodukten bei chronischen neuropathischen Schmerzen. Das sind Schmerzen, bei denen Nerven durch Verletzungen oder Entzündungen geschädigt wurden. In einer Übersicht aus dem Jahr 2016 wurden 16 kontrollierte Studien mit insgesamt 1750 Patient*innen gefunden, die eine solche Wirksamkeit belegen. Beispielsweise reduzierte gerauchtes Cannabis in einer US-amerikanischen, placebokontrollierten Studie mit 50 Patient*innen, die an HIV-assoziierten neuropathischen Schmerzen litten, diese im Mittel um 34 Prozent (gegenüber 17 Prozent unter Placebo). In der Cannabisgruppe trat bei 52 Prozent eine Schmerzreduzierung von mehr als 30 Prozent ein (24 Prozent in der Placebogruppe).[51]

Schmerzen bei multipler Sklerose****

Britische Forscher zeigten, dass der Cannabisextrakt Sativex® wirksam ist bei der Reduzierung zentraler neuropathischer Schmerzen und Schlafstörungen bei Patient*innen mit multipler Sklerose.[52] Die fünfwöchige placebokontrollierte Studie wurde mit 66 MS-Patient*innen durchgeführt, die an chronischen neuropathischen Schmerzen litten. 64 Patient*innen beendeten die Studie, von denen 32 den Cannabisextrakt und 32 das Placebo erhalten hatten. Cannabis verursachte eine signifikante mittlere Schmerzreduktion um 2,7 Punkte (Ausgangswert: 6,5), verglichen mit 1,4 Punkten (Ausgangswert: 6,4) unter Placebo.

Schmerzen im Bereich des Bewegungsapparates***

Ärzte eines Krankenhauses in Wien führten eine placebokontrollierte klinische Studie mit Nabilon bei 30 Patient*innen durch, die an chronischen therapieresistenten Schmerzen litten.[53] Innerhalb eines Zeitraums von 14 Wochen erhielten die Patient*innen vier Wochen lang Nabilon und nach einer behandlungsfreien Phase, in der die Wirkung der vorangegangenen Behandlung abklingen konnte, ebenfalls vier Wochen lang ein Placebo zusätzlich zu ihrer Standardmedikation. Die Einnahme von Nabilon war verbunden mit einer signifikanten Abnahme der vom Rückenmark ausgehenden Schmerzen und der mittleren Kopfschmerzintensität sowie mit einer Zunahme der Lebensqualität.

Schmerzen bei Querschnittslähmung und anderen Nervenverletzungen***

In einer placebokontrollierten Studie mit 38 Patient*innen an der Universität von Kalifornien hat das Rauchen von Cannabis neuropathische Schmerzen unterschiedlicher Ursachen reduziert (beispielsweise ausgelöst durch Diabetes, Querschnittslähmung oder multipler Sklerose).[54] Die Teilnehmer erhielten zu drei verschiedenen Gelegenheiten entweder Cannabis zweier unterschiedlicher Stärken (3,5 oder sieben Prozent) oder Placebo-Cannabis ohne THC. 31 Patient*innen nahmen Opiate ein und führten diese Behandlung auch während der Studie fort. Beide Cannabisdosen konnten die Schmerzen über mehrere Stunden signifikant reduzieren.

Migräne und andere Kopfschmerzformen***

Eine italienische Studie, die 2017 beim Kongress der Europäischen Akademie für Neurologie vorgestellt wurde, hat ergeben, dass Cannabis für die Prophylaxe von Migräne so wirksam ist wie verfügbare pharmazeutische Therapien.[55] In dieser Studie erhielten 79 Patient*innen mit chronischer Migräne über einen Zeitraum von drei Monaten eine tägliche Dosis von 25 Milligramm Amitryptilin oder 200 Milligramm Cannabisextrakt mit THC und CBD. 48 Patient*innen mit Clusterkopfschmerzen erhielten täglich entweder die gleiche Dosis des Cannabisextrakts oder 480 Milligramm Verapamil. Bei akuten Schmerzen beider Formen erhielten die Teilnehmer zusätzlich 200 Milligramm des Extrakts.

Während der Cannabisextrakt und Amitryptilin eine ähnliche Reduzierung der Anfälle erreichten, nahm die Stärke und Zahl der Clusterkopfschmerzanfälle nur geringfügig ab. Bei der Behandlung von akuten Schmerzen reduzierte Cannabis die Schmerzintensität bei Migräne-Patient*innen um 43,5 Prozent. Das gleiche Ergebnis wurde bei Patient*innen mit Clusterkopfschmerzen erzielt, sofern sie in ihrer Kindheit unter Migräne gelitten hatten.

Endometriose***

Bei einer Umfrage unter 240 Patientinnen und Berichten von 137 Klinikpatientinnen, die an Endometriose leiden, gaben die meisten Teilnehmerinnen an, dass Cannabis sehr oder mäßig wirksam sei.[56] Von den 240 Teilnehmerinnen der Umfrage gaben 32 Prozent an, Cannabis ausprobiert zu haben, was die Mehrheit dieser Teilnehmerinnen (68 Prozent) als sehr oder mäßig wirksam bewertete. In der zweiten Gruppe, den Klinikpatientinnen, beteiligten sich 124 an der Umfrage. Davon gaben 47 Prozent an, Cannabis ausprobiert zu haben, was die Mehrheit dieser Patientinnen (76 Prozent) ebenfalls als sehr oder mäßig wirksam bewertete. CBD wurde in beiden Gruppen weniger oft als sehr oder mäßig wirksam (46 und 65 Prozent) eingestuft.

Fibromyalgie***

2011 wurde in Barcelona eine offene klinische Studie mit 56 Fibromyalgie-Patient*innen durchgeführt, um die Wirkungen von Cannabis auf die Symptome und die Lebensqualität zu untersuchen.[57] Die Hälfte der Teilnehmer*innen verwendete Cannabis, die andere Hälfte nicht. Zwei Stunden nach der Einnahme von Cannabis traten eine signifikante Reduzierung der Schmerzen und der Steifheit, eine Zunahme der Entspannung sowie der Schläfrigkeit und des Gefühls von Wohlbehagen ein. Die Werte bezüglich der seelischen Gesundheit waren bei den 28 Cannabiskonsument*innen in einem Fragebogen höher als bei Nichtkonsument*innen.

Schmerzerkrankungen (CBD)

CBD wirkt im Gegensatz zu THC eher selten schmerzlindernd. Es gibt jedoch mehrere Untersuchungen, die zeigen, dass CBD ebenfalls in einigen Fällen Schmerzen lindern kann.

Schmerzen von Nierentransplantierten**

Forscher untersuchten sieben Nierentransplantationspatient*innen mit chronischen Schmerzen, die eine Anfangsdosis von 100 Milligramm CBD pro Tag erhielten.[58] Bei einem Patienten musste die Dosis aufgrund von Übelkeit auf 50 Milligramm pro Tag reduziert werden. Zwei Patienten gaben eine vollständige Schmerzbesserung an, bei vier Patienten war ein partielles Ansprechen und bei einem kein Ansprechen zu verzeichnen.

Neuropathische Schmerzen***

In einer placebokontrollierten Studie mit 29 Patient*innen, die an symptomatischer peripherer Neuropathie litten, konnte ein auf die Haut appliziertes CBD-Öl die Schmerzen reduzieren.[59] 15 Patient*innen wurden nach dem Zufallsprinzip in die CBD-Gruppe eingeteilt, wobei das Behandlungsprodukt 250 Milligramm CBD je drei Flüssigunzen (etwa 90 Milliliter) enthielt, und 14 Patient*innen in die Placebogruppe. Nach vier Wochen durfte die Placebogruppe in die Behandlungsgruppe wechseln. Nach der Gabe von CBD kam es im Vergleich zur Anwendung des Placebos zu einer signifikanten Reduzierung der Schmerzintensität, der stechenden Schmerzen, des Kältegefühls und des Juckreizes.

Gesichtsschmerzen***

In einer placebokontrollierten Studie mit 60 Patient*innen, die an Schmerzen im Gesicht litten, reduzierte die örtliche CBD-Gabe signifikant die Schmerzen und die Muskelaktivität des Masseters, des wichtigsten Kaumuskels.[60] Die Patient*innen erhielten entweder eine CBD-Creme oder ein Placebo. Die Intensität der Schmerzen und der Muskelaktivität wurde an den Tagen 0 und 14 gemessen. Die Schmerzreduktion betrug 70 Prozent in der CBD-Gruppe und zehn Prozent in der Placebogruppe.

Rückenschmerzen**

Ärzte aus den USA stellten zwei Fälle von Patienten mit Rückenschmerzen vor, einer mit einem Wirbelbruch im Bereich der Lendenwirbelsäule und einer mit Beschwerden im Bereich des Brustkorbs und Missempfindungen infolge eines chirurgischen Eingriffs, die durch die Verwendung einer CBD-Creme Linderung fanden.[61] Die Creme enthielt 400 mg CBD pro 2 Unzen (etwa 57 g), was etwa 1,4 % CBD in der Creme entspricht.

Störungen des Immunsystems (THC)

Sowohl THC als auch CBD hemmen die Freisetzung entzündungsfördernder Botenstoffe, sogenannter Zytokine, darunter Tumore-Nekrose-Faktor-Alpha (TNF-Alpha) und bestimmte Interleukine. Dies erklärt die Wirksamkeit gegen Entzündungen.

Rheumatoide Arthritis***

Eine fünfwöchige klinische Studie mit 58 Patient*innen mit rheumatoider Arthritis ergab, dass Sativex® einem Placebo überlegen war.[62] In der doppelblinden Studie wurde 31 Patient*innen Cannabis und 27 ein Placebo verabreicht. Es stellte sich heraus, dass Patient*innen, die Sativex® eingenommen hatten, signifikante Verbesserungen bei Bewegungs- und Ruheschmerzen, bei der Entzündung und bei der Schlafqualität aufwiesen.

Chronisch-entzündliche Darmerkrankungen***

Die Inhalation von Cannabis verbesserte bei Patient*innen mit Morbus Crohn die Symptome und die Krankheitsaktivität. Das ist das Ergebnis einer klinischen Studie aus Israel mit 21 Teilnehmern, die nicht auf eine Therapie mit Steroiden, Immunmodulatoren oder Substanzen gegen den Tumor-Nekrose-Faktor-Alpha ansprachen.[63] Die Patient*innen erhielten acht Wochen lang entweder zweimal täglich eine Cannabiszigarette oder Placebo-Cannabiszigaretten. Bei fünf von elf Patient*innen in der Cannabisgruppe und bei einem von zehn in der Placebogruppe waren die Krankheitszeichen am Ende vollständig verschwunden. Eine klinisch signifikante Verbesserung trat bei zehn der elf Patient*innen in der Cannabisgruppe und bei vier der zehn Patient*innen in der Placebogruppe ein.

Allergien*

Einige Patient*innen haben mir berichtet, dass sie gute Erfahrungen mit Cannabisprodukten bei verschiedenen Allergien gemacht haben, wie beispielsweise Hausstauballergie. Eine Studie der Universität Bonn zeigte in einem Tiermodell für Kontaktdermatitis, dass genetisch modifizierte Mäuse, die keine Cannabinoidrezeptoren hatten, eine verstärkte allergische Entzündung aufwiesen.[64] Demgegenüber kam es bei Tieren mit erhöhten Endocannabinoidspiegeln zu geringeren allergischen Reaktionen der Haut. Auch von außen zugeführte Cannabinoide schwächten die allergische Entzündung der Haut ab.

Gehirnentzündungen bei HIV / Aids***

Forscher der Universität von Kalifornien in San Diego, USA, untersuchten 75 HIV-infizierte Personen.[65] Sie fanden heraus, dass Cannabis einen positiven Einfluss auf HIV-assoziierte Verletzungen der Blut-Hirn-Schranke (BHS) haben kann. «Da eine Störung der BHS den vermehrten Eintritt von Toxinen wie mikrobiellen Antigenen und Entzündungsmediatoren mit der Folge einer ZNS-Verletzung ermöglichen könnte, unterstützen diese Ergebnisse eine mögliche therapeutische Rolle von Cannabis.»

Störungen des Immunsystems (CBD)

CBD ist nach Untersuchungen mit Tieren ein potenter Entzündungshemmer. In diesen Studien unterdrückten sowohl THC als auch CBD dosisabhängig die Produktion und Sekretion des Zytokins Interleukin-17 (IL-17).[66] Die Konzentration dieser entzündungsfördernden Substanz ist bei entzündlichen Erkrankungen wie multipler Sklerose erhöht. Eine Vorbehandlung mit CBD führte auch zu erhöhten Konzentrationen des entzündungshemmenden Zytokins Interleukin-10.[67] In einer Doppelblindstudie mit zehn gesunden Erwachsenen ermittelten amerikanische Forscher entzündungshemmende Wirkungen von CBD.[68] Die Teilnehmer nahmen eine einmalige Dosis von 30 Milligramm ein. Periphere mononukleäre Blutzellen wurden zu Beginn und nach 90 Minuten gesammelt, kultiviert und mit bakteriellem Lipopolysaccharid stimuliert, um eine Entzündungsreaktion auszulösen. Das entzündungsfördernde Zytokin TNF-Alpha war in den 90 Minuten nach der CBD-Verabreichung gesammelten Blutzellen im Vergleich zu den zu Beginn gesammelten Zellen vermindert. Die Autor*innen schrieben, dass diese «Studie Pilotdaten für die Planung und Durchführung zukünftiger Studien liefert, um das entzündungshemmende Potenzial und die Bioverfügbarkeit einer größeren Vielfalt kommerzieller CBD-Produkte, die vom Menschen konsumiert werden, zu ermitteln». So diskutierten kanadische Forscher in einer Fachzeitschrift die Hypothese, dass CBD eine potenzielle entzündungshemmende

Behandlung für COVID-19 sein könnte, das mit einem Zytokinsturm – einer erheblichen Zunahme entzündungsfördernder Botenstoffe im Immunsystem – assoziiert ist.[69] Entsprechende Belege gibt es bisher allerdings nicht.

Chronisch-entzündliche Darmerkrankungen*

In einer Studie mit menschlichem Gewebe des Dickdarms wirkten sowohl CBD als auch das Endocannabinoid Palmitoylethanolamid (PEA) entzündungshemmend, bei Reizdarm ebenso wie bei einer Blinddarmentzündung.[70]

Transplantationen***

Hinweise auf nützliche Wirkungen von CBD bei Transplantationen ergeben sich aus einer offenen Studie mit 48 erwachsenen Patient*innen aus Israel, die sich einer Transplantation von Blutstammzellen (allogene hämatopoetische Zelltransplantation) unterzogen hatten.[71] CBD verbesserte das therapeutische Ergebnis, indem es die Häufigkeit einer gefürchteten Komplikation, bei der die fremden transplantierten Blutzellen den Organismus des Patienten beziehungsweise der Patientin angreifen, reduzierte. CBD wurde in einer Dosis von 300 Milligramm pro Tag oral eingenommen. Die Einnahme wurde sieben Tage vor der Transplantation begonnen und anschließend noch dreißig Tage lang fortgeführt. Die mediane Nachbeobachtungszeit betrug 16 Monate. Der Median ist eine bestimmte Form des Mittelwerts. Keiner der Teilnehmer entwickelte eine akute Graft-versus-Host-Erkrankung (GVHD), während er oder sie CBD einnahm. Auch im weiteren Verlauf nach der Transplantation wurde die Häufigkeit einer solchen Komplikation durch CBD deutlich reduziert.

Neurologische Erkrankungen (THC)

Spastik bei multipler Sklerose****

Die Wirkung von Cannabis bei der Behandlung der Spastik bei multipler Sklerose gilt als belegt. Basierend auf den Ergebnissen von drei großen kontrollierten Studien mit 189[72], 337[73] und 572[74] Patient*innen wurde 2011 in Deutschland und verschiedenen anderen Ländern für diese Indikation der Cannabisextrakt Sativex® zugelassen.

Spastik bei amyotropher Lateralsklerose***

In einer placebokontrollierten Studie mit 59 Patient*innen, die aufgrund von amyotropher Lateralsklerose oder primärer Lateralsklerose an Spastik litten, verringerte Sativex® die Spastik ohne schwerwiegende Nebenwirkungen.[75]

Tremor**

In einer 1983 durchgeführten Untersuchung führte die Behandlung mit fünf bis 15 Milligramm THC bei zwei von acht Multiple-Sklerose-Patient*innen zu einer deutlichen Besserung ihres starken Tremors (Muskelzittern), während sich bei den übrigen keine relevante Besserung einstellte.[76] Ich habe einige Patienten gesehen, bei denen auch ein essenzieller Tremor, der also keine spezielle Ursache hat, durch THC gebessert wurde.

Tourette-Syndrom***

Mehrere Studien an der Medizinischen Hochschule Hannover ergaben, dass THC beim Tourette-Syndrom hilfreich sein kann. In der letzten dieser Studien wurde die Wirksamkeit und Verträglichkeit von Dronabinol bei 17 Patient*innen über einen Zeitraum von sechs Wochen untersucht.[77] Die Dosierung erfolgte einschleichend mit 2,5 Milligramm pro Tag, jeweils zum Frühstück oder zum Mittagessen, und wurde dann alle drei Tage um 2,5 Milligramm je nach Verträglichkeit bis auf maximal zehn Milligramm gesteigert. Wie in einer früheren Studie kam es zu einer deutlichen Reduktion der Symptome, wobei die Nebenwirkungen auch unter einer Dosis von zehn Milligramm gering ausfielen. Ein Patient hingegen entwickelte nach fünf Milligramm Ängste, die etwa 24 Stunden lang anhielten.

Dystonie**

In einem Leserbrief an eine Fachzeitschrift für Psychiatrie berichteten Ärzte aus einem Krankenhaus in Izmir (Türkei) über einen ihrer Patienten mit paranoider Schizophrenie, der acht Monate nach Beginn einer antipsychotischen Therapie eine tardive Dyskinesie und eine tardive Dystonie, also schwere Bewegungsstörungen als Nebenwirkung der Behandlung mit Neuroleptika, entwickelt hatte. Es kam zu unwillkürlichen Bewegungen im Bereich des Gesichts und des Mundes mit Problemen, Nahrung zu kauen und herunterzuschlucken (tardive Dyskinesie), sowie zu unwillkürlichen, anhaltenden Anspannungen der Nackenmuskulatur (tardive Dystonie). In dem Brief wurde berichtet, dass diese unwillkürlichen Bewegungen durch die Verwendung von Cannabis signifikant abnahmen.[78]

Hyperkinesie bei mitochondrialer Zytopathie**

Ein amerikanischer Forscher präsentierte den Fallbericht einer 24-jährigen Frau mit einer komplexen hyperkinetischen Bewegungsstörung aufgrund einer seltenen Zellfunktionsstörung (mitochondriale Zytopathie), die gut auf eine Behandlung mit Cannabisprodukten ansprach.[79] Sowohl eine Selbstmedikation mit geräuchtem Cannabis als auch die Behandlung mit oralem Dronabinol (dreimal täglich 5 Milligramm) waren wirksam. Sie litt unter Zittern, generalisierter Dystonie und hyperkinetischen Bewegungsstörungen. Außerdem hatte sie Probleme, ihr

Gewicht von 36 Kilogramm aufrechtzuerhalten, vermutlich wegen ihres erhöhten Kalorienbedarfs infolge ihrer hyperkinetischen Bewegungen. Im Alter von 26 Jahren wurde sie schwanger. THC wurde eingesetzt, um ihre unwillkürlichen hyperkinetischen Bewegungen zu kontrollieren und die Gewichtszunahme während der Schwangerschaft zu unterstützen. Sie nahm in den neun Monaten insgesamt 20 Kilogramm zu und gebar schließlich ohne Komplikationen ein gesundes Baby.

Restless-Legs-Syndrom***

Ein französischer Wissenschaftler, der bereits im Jahr 2017 einen Artikel über sechs Fälle von erfolgreicher Selbstmedikation mit Cannabis bei Restless-Legs-Syndrom (RLS) publiziert hatte, stellte zwölf weitere Patient*innen vor, die über den Konsum von Cannabis berichteten.[80] Alle zwölf klagten über schwere bis sehr schwere RLS-Symptome und wurden mit einem oder mehreren verfügbaren Standardmedikamenten mit schlechter oder eingeschränkter Wirksamkeit behandelt. Der Autor schrieb, dass «alle bis auf einen Patienten (Patient 2) nach dem Cannabisrauchen eine vollständige Linderung der Symptome angaben».

Epilepsie**

Amerikanische Forscher berichteten über einen 24-jährigen Mann mit generalisierter Epilepsie, der diese mit den üblichen Medikamenten (Phenobarbital und Diphenylhydantoin) nicht unter Kontrolle bringen konnte.[81] Das zusätzliche Rauchen von Cannabis führte jedoch zu einer befriedigenden Symptomkontrolle. Auch zwei Epilepsiepatienten, die sich im Epilepsiezentrum der Klinik für Neurologie der Universität von Kalifornien in San Francisco vorgestellt hatten, waren durch die Verwendung von Cannabis in der Lage, ihre Anfälle zu kontrollieren.[82] Beide stellten ihren Cannabiskonsum nach der Aufnahme in die

Epilepsie-Beobachtungsabteilung der Klinik ein. Infolgedessen entwickelten sie eine dramatische Zunahme der Anfallshäufigkeit, was durch die Video-EEG-Telemetrie dokumentiert wurde.

Neurologische Erkrankungen (CBD)

Epilepsie****

In einer klinischen Studie wurden 120 Kinder und junge Erwachsene, die am Dravet-Syndrom (frühkindliche epileptische Enzephalopathie) litten, 14 Wochen lang mit dem CBD-Extrakt Epidiolex® behandelt.[83] Die mediane Häufigkeit der Anfälle pro Monat nahm mit CBD von 12,4 auf 5,9 ab, verglichen mit einer Abnahme von 14,9 auf 14,1 bei Einnahme des Placebos. Der Anteil der Patient*innen, die eine Reduzierung der Krampfanfälle um mindestens 50 Prozent aufwiesen, betrug 43 Prozent mit CBD und 27 Prozent mit dem Placebo. Der Gesamtzustand der Patient*innen verbesserte sich auf einer etablierten Skala in der CBD-Gruppe bei 62 Prozent um mindestens eine Kategorie, während in der Placebogruppe nur 34 Prozent eine solche Besserung angaben.

Dystonie***

Im Jahr 1984 wurde der Fallbericht eines Patienten mit Meige-Syndrom veröffentlicht,[84] einer Form der Dystonie, die das Augenlid und die Gesichtsmuskeln betrifft. Der Patient profitierte von der Behandlung mit 200 Milligramm CBD. In einer offenen Studie wurde CBD an fünf Patient*innen mit dystonischen Bewegungsstörungen verabreicht.[85] Die oralen CBD-Dosen, die über einen Zeitraum von sechs Wochen von 100 auf 600 Milligramm pro Tag erhöht wurden, wurden zusammen mit Standardmedikamenten eingenommen. Eine dosisabhängige Verbesserung der Dystonie konnte bei allen Patient*innen beobachtet werden und reichte von 20 bis 50 Prozent.

Neurodegenerative Erkrankungen (THC)

Schädigungen des Gehirns durch Verletzungen oder Schlaganfall**

In der akuten Phase eines Schlaganfalls, eines Hirninfarktes oder einer traumatischen Schädigung des Gehirns hemmen Cannabinoide Prozesse, die zur Zerstörung von Nervenzellen führen. Eine Schlüsselrolle bei der Zellschädigung kommt der übermäßigen Ausschüttung des Botenstoffes Glutamat und ihren Folgen zu, wie einer Überaktivierung verschiedener Rezeptoren und der Aktivierung verschiedener Enzyme. Die Zellen erregen sich im wahrsten Sinne des Wortes zu Tode. Auch Entzündungsprozesse und die Bildung freier Radikale tragen zum Zellschaden bei. Setzt man Kulturen von Nervenzellen hohen Glutamatkonzentrationen aus und gibt zusätzlich ein Cannabinoid hinzu, etwa CBD oder THC, dann sind die Zellschäden deutlich geringer als ohne Cannabinoidzusatz.[86] Zudem sind Cannabinoide starke Antioxidantien, die wichtige Zellstrukturen wie das genetische Material, Proteine und Zellmembranen vor der zerstörerischen Kraft freier Radikale schützen können.

In einer klinischen Studie mit 97 Koma-Patient*innen verbesserte ein synthetisches Cannabinoid mit dem Namen KN38-7271 in der akuten Frühphase nach einer Kopfverletzung das Überleben.[87] Die Untersuchung wurde in 14 europäischen Zentren durchgeführt. KN38-7271 bindet ähnlich wie THC sowohl an den CB_1- als auch an den CB_2-Rezeptor.

Morbus Parkinson***

Mehrere Symptome bei Patient*innen mit der Parkinson-Krankheit können durch die Inhalation von Cannabis verbessert werden. Dies ist das Ergebnis einer offenen klinischen Studie aus Israel mit 22 Teilnehmern.[88] Die Patient*innen wurden vor und 30 Minuten nach dem Rauchen von Cannabis untersucht. Der mittlere Gesamtwert einer Skala zur Beurteilung der Schwere der Erkrankung verbesserte sich signifikant von 33,1 auf 23,2. Die Analyse spezifischer motorischer Symptome zeigte eine signifikante Verbesserung des Zitterns, der Starrheit und der Bradykinesie (verlangsamte Bewegungen). Außerdem konnten signifikante Verbesserungen des Schlafes und der Schmerzwerte beobachtet werden.

Morbus Huntington**

Sieben Patient*innen mit Morbus Huntington wurden an der Ruhr-Universität Bochum mit Cannabinoiden (THC, Nabilon, Sativex®) behandelt, was zu einer Verbesserung der motorischen Symptome führte.[89] Die Autoren schrieben, dass eine «Verbesserung von motorischen Symptomen, vor allem Dystonie, aus einer globalen klinischen Perspektive zu mehreren relevanten Verbesserungen führte».

Neurodegenerative Erkrankungen (CBD)

Eine Anzahl von Studien mit Tieren deutet an, dass CBD nervenschützende Wirkungen besitzt. In einer spanischen Studie mit Ferkeln stellten Unterkühlung und Cannabidiol (CBD) kombiniert einen größeren Schutz der Gehirnzellen vor einer Schädigung durch reduzierte Sauerstoffversorgung während der Geburt dar als Hypothermie oder CBD allein.[90] In einer spanischen Studie mit Ratten verbesserte die Gabe von CBD nach einer vorübergehenden Verminderung der Blutzufuhr zum Gehirn die neurologische Funktion und reduzierte den Verlust von Gehirnzellen sowie die Entzündung des Gehirns.[91] Bei jungen Ratten wurden die Folgen von mechanischen Schäden am Ischiasnerv durch CBD reduziert.[92] Die Autor*innen folgerten: «Die vorliegenden Ergebnisse zeigen, dass CBD neuroprotektive Eigenschaften besitzt, die wiederum vielversprechend für zukünftige klinische Anwendungen sind.»

Amyotrophe Lateralsklerose**

Cannabidiol konnte laut dem Artikel eines österreichischen Wissenschaftlers die Symptome bei einem Patienten mit amyotropher Lateralsklerose verbessern.[93] Der Patient nahm zunächst zweimal täglich 200 Milligramm CBD ein, dann zweimal 300 Milligramm. Der Autor schrieb: «Innerhalb von 6 Wochen kehrte sich die beeinträchtigte Funktion der rechten Hand und des rechten Fußes fast vollständig und die Dysphagie [beeinträchtigte Nahrungsaufnahme] teilweise um.» Die Besserung habe etwa zehn Wochen angehalten, bis erneut ein langsames Fortschreiten der Symptome beobachtet worden sei.

Morbus Alzheimer*

Eine regelmäßige Behandlung mit 50 Milligramm CBD pro Kilogramm Körpergewicht verbesserte die kognitive Leistungsfähigkeit in einem Tiermodell der Alzheimer-Krankheit. Die Autor*innen schrieben, dass «die Ergebnisse die klinische Relevanz der CBD-Behandlung bei der Alzheimer-Krankheit betonen; die zugrunde liegenden Mechanismen bedürfen jedoch weiterer Untersuchungen».[94] In einem weiteren Versuch mit Mäusen verbesserte eine Kombination aus THC und CBD die Beeinträchtigung des Gedächtnisses, selbst in fortgeschrittenen Stadien der Krankheit.[95]

Morbus Parkinson***

Es könnte sein, dass CBD die Lebensqualität von Patient*innen mit Morbus Parkinson steigert.[96] Von 119 Patient*innen, die nacheinander in einer spezialisierten Klinik für Bewegungsstörungen in Brasilien beurteilt wurden, wählten die Forscher 21 Personen ohne Demenz und psychiatrische Erkrankungen aus. Die Teilnehmer wurden drei Gruppen zu jeweils sieben Personen zugeteilt, die mit einem Placebo und 75 beziehungsweise 300 Milligramm CBD pro Tag behandelt wurden. Die Gabe von täglich 300 Milligramm CBD war im Vergleich zum Placebo mit einem verbesserten Wohlbefinden und einer höheren Lebensqualität verbunden. Allerdings hatte CBD weder einen lindernden Effekt auf die spezifischen Symptome der Erkrankung, noch war es nervenschützend.

Psychiatrische Erkrankungen (THC)

Es gibt eine Gruppe von Erkrankungen, die auf einer Entwicklungsstörung des Nervensystems beruhen. Zu ihr zählen beispielsweise die ADHS, Zwangsstörungen, Autismus, Tic-Störungen und das Tourette-Syndrom. Oft finden sich bei den Betroffenen Kombinationen dieser Erkrankungen, wie etwa eine Kombination aus ADHS und Autismus oder Zwangsstörung und Tourette-Syndrom. THC-reiche Cannabisprodukte sind bei all diesen Erkrankungen oft sehr wirksam, auch wenn die klinische Datenlage bisher größtenteils noch unbefriedigend ist.

Aufmerksamkeitsdefizit-Hyperaktivitätsstörung (ADHS)***

In einer placebokontrollierten Studie aus Großbritannien mit 30 Erwachsenen mit ADHS reduzierte ein Cannabisextrakt die Symptome.[97] Die Teilnehmer erhielten zufällig verteilt entweder

Cannabis oder ein Placebo. Cannabis war mit einer signifikanten Verbesserung der Hyperaktivität und Impulsivität verbunden. Außerdem zeigte sich ein Trend zu einer Verbesserung der Aufmerksamkeit und emotionalen Labilität.

Zwangsstörungen**

Forscher aus Berlin berichteten von zwei Personen mit Zwangsstörungen, die erfolgreich mit THC behandelt worden waren.[98] Sowohl eine 38-jährige Frau als auch ein 36-jähriger Mann sprachen nicht auf eine konventionelle Behandlung mit Neuroleptika und Antidepressiva an. Nachdem die Patientin ihre Ärzte darüber informiert hatte, dass das Rauchen von Cannabis ihre Symptome linderte, ergänzten diese ihre bisherige Medikation mit Clomipramin um dreimal täglich zehn Milligramm orales THC, was innerhalb von zehn Tagen zu einer signifikanten Abnahme der Symptome führte. Der zweite Patient erhielt ebenfalls zusätzlich zu seiner bisherigen Medikation Dronabinol, das langsam auf eine Dosis von zweimal täglich zehn Milligramm gesteigert wurde. Innerhalb von zwei Wochen gingen seine Symptome deutlich zurück.

Autismus**

Ich habe in meiner Praxis einige Patient*innen mit Autismus erfolgreich mit THC / Dronabinol behandelt. In einer Studie, die 59 Kinder mit Autismus mit 53 gesunden Kindern verglich, wurde festgestellt, dass die Anandamidkonzentrationen bei Kindern mit Autismus niedriger war als bei gesunden.[99] Ein solcher Endocannabinoidmangel könnte die von mir beobachtete Wirksamkeit von THC bei Autismus erklären, denn THC wirkt ähnlich wie das körpereigene Cannabinoid Anandamid.

Posttraumatische Belastungsstörung (PTBS)***

THC führt zu einer signifikanten Verbesserung bei posttraumatischer Belastungsstörung. Dies ist das Ergebnis einer offenen Studie mit zehn Personen von Forschern der Hebräischen Universität in Jerusalem (Israel).[100] Die Patient*innen mit einer stabilen Medikation erhielten zusätzlich zweimal täglich fünf Milligramm orales THC. Bei drei Personen traten leichte Nebenwirkungen auf, die in keinem Fall zu einem Abbruch der Behandlung führten. Das Ergebnis war eine statistisch signifikante Verbesserung der allgemeinen Symptomstärke, Schlafqualität, Häufigkeit von Albträumen und Symptomen einer verstärkten nervlichen Erregung.

Verwirrtheit bei Morbus Alzheimer***

Im Jahre 1997 wurde eine Studie zur Verwendung von THC bei Alzheimer-Patient*innen, die die Nahrungsaufnahme verweigerten, veröffentlicht.[101] Ursprünglich hatte der Studienleiter nur die Wirkung von THC auf den Appetit und das Gewicht untersuchen wollen. Tatsächlich nahm das Gewicht in den drei Wochen, in denen die Patient*innen Dronabinol erhielten, stärker zu als in den drei Wochen, in denen sie nur ein Placebo einnahmen. Überraschenderweise zeigten die Teilnehmer während der Dronabinol-Phase auch ein weniger stark verwirrtes Verhalten.

Depressionen***

In Studien mit Dronabinol bei Aids- und Krebspatient*innen in den USA fiel auf, dass viele Teilnehmer nicht nur eine Verbesserung der körperlichen Leiden erfuhren, sondern auch eine Aufhellung ihrer durch die schwere Erkrankung ausgelösten depressiven Stimmungslage.[102] Auch Studien der vergangenen Jahrzehnte haben immer wieder gezeigt, dass bei vielen Erkrankungen nicht nur die spezifischen Symptome gelindert werden, sondern die Patient*innen sich auch weniger depressiv fühlen.[103, 104]

Laut einer Umfrage unter 1819 Personen, die zwischen 2016 und 2019 5876 Cannabis-Selbstverabreichungssitzungen mit einer App absolviert haben, kann Cannabis bei Depressionen eine sofortige Linderung bewirken. Die Studie wurde von Forschern aus den USA durchgeführt. Im Durchschnitt erfuhren 95,8 Prozent der Konsumenten nach der Einnahme eine Linderung der Symptome mit einer durchschnittlichen Verringerung der Symptomintensität um –3,76 Punkte auf einer visuellen Analogskala von 0 bis 10. Diese Wirkung basierte im Wesentlichen auf THC.[105]

Schizophrene Psychose**

In der Regel wird bei einer schizophrenen Psychose von einer Behandlung mit THC abgeraten. Es gibt jedoch einige Ausnahmen. Ärzte des Rockland-Psychiatriezentrums in Orangeburg, New York (USA), berichteten von vier Patienten mit Schizophrenie, die nicht auf andere Medikamente ansprachen, jedoch eine erhebliche Verbesserung durch eine Therapie mit THC erfuhren.[106] Die Ärzte hatten 2009 bereits eine ähnliche Erfahrung mit vier anderen Patienten veröffentlicht. Diesmal setzten sie Dronabinol (THC) bei acht stationären Patienten ein, die alle unter einer schweren schizophrenen Psychose litten und von einer früheren positiven Erfahrung mit Cannabis berichtet hatten. Vier von ihnen sprachen gut auf THC an, bei den anderen vier zeigte es keine Wirkung. Die Autoren vermuten, dass der auf THC ansprechenden Form von Schizophrenie ein neurobiologischer Mechanismus zugrunde liegt, der sich von dem, den wir bei den meisten anderen schizophrenen Patient*innen beobachten, unterscheidet.

Schlafstörungen***

Eine randomisierte klinische Doppelblindstudie zur Bewertung der Wirksamkeit einer medizinischen Cannabiszubereitung zur Behandlung chronischer Schlaflosigkeit zeigte, dass die Therapie wirksam und sicher ist. Für die Studie wurden 23 Teilnehmer 14 Nächte lang mit Cannabis behandelt und erhielten nach einer einwöchigen Ausspülphase 14 Nächte lang ein Placebo. Die mit medizinischem Cannabis behandelten Teilnehmer schliefen schneller ein, signifikant länger und nach dem Aufwachen in der Nacht früher wieder ein. Die Teilnehmer berichteten über signifikante Verbesserungen der Lebensqualität.[107] Diese Wirkung von Cannabisprodukten auf den Schlaf ist seit vielen Jahrhunderten bekannt. So stellte Bernhard Fronmüller, leitender Arzt am Krankenhaus in Fürth, bereits im Jahre 1869 eine Studie mit genau 1000 Patient*innen mit Schlafstörungen vor, die er mit verschiedenen schlaffördernden Substanzen, darunter auch Cannabis, behandelt hatte.[108] In dieser Untersuchung hatten 53 Prozent gut von einem Cannabisextrakt profitiert, 21,5 Prozent zeigten eine partielle und 25,5 Prozent nur eine geringe Wirkung. Besonders bei Altersschlaflosigkeit wurden Cannabisprodukte im 19. Jahrhundert gern verordnet.

Sucht und Abhängigkeit**

Über die Verwendung von Cannabisprodukten bei der Behandlung von Alkohol-, Opiat- und Schlafmittelabhängigkeit wird seit mehr als 100 Jahren wiederholt berichtet. Die günstigen Effekte auf Abstinenzsymptome beim Opiatentzug wurden auch in Tierversuchen nachgewiesen.[109] 1970 erschien in einer Fachzeitschrift der Bericht eines kalifornischen Psychiaters über die erfolgreiche Behandlung einer 49-jährigen Alkoholikerin.[110] Sie bekam durch den Ersatz von Alkohol durch Cannabis ihr Leben wieder in den Griff.

Impotenz, reduziertes sexuelles Verlangen**

In den vergangenen drei Jahrzehnten wurde in westlichen Ländern eine Anzahl von Umfragen zu Cannabis und Sexualität durchgeführt. So ergab eine Befragung von 345 amerikanischen Student*innen aus dem Jahre 1974, dass Cannabis das Verlangen nach Sex bei Frauen häufiger steigert als bei Männern (58 Prozent gegenüber 39 Prozent).[111] Allerdings berichteten mehr Männer als Frauen von einer Steigerung der sexuellen Lust (60 Prozent gegenüber 43 Prozent). Eine Analyse von 5146 Männern aus den USA ergab, dass Cannabiskonsum im Vergleich zu Nie-Konsumenten mit einem erhöhten Testosteronspiegel verbunden war.[112] Die Forscher fanden «einen kleinen, aber statistisch signifikanten Anstieg des Testosterons unter regelmäßigen THC-Konsumenten bei jeder gemessenen Konsummenge im Vergleich zu nicht regelmäßigen THC-Konsumenten (Nichtkonsumenten)».

Psychiatrische Erkrankungen (CBD)

Schizophrene Psychose****

Die Einnahme von 600 Milligramm oralem CBD durch 16 gesunde Personen erhöhte nach einer Studie am Zentralinstitut für seelische Gesundheit in Mannheim die Verbindungsfähigkeit (Konnektivität) von Nervenzellen des Frontallappens und des sogenannten Striatum im Gehirn.[113] Die Einnahme von zehn Milligramm oralem THC hatte keine Wirkung. Die Forscher vermuten, dass dieser Effekt von CBD «ein neuronales Korrelat ihrer antipsychotischen Wirkung bei Patienten sein könnte».

Die erste kontrollierte klinische Studie über CBD bei Schizophrenie wurde an der Universität Köln mit 42 Patient*innen durchgeführt, die an akuter Schizophrenie litten. Sie zeigte, dass CBD die psychopathologischen Symptome im Vergleich zum Ausgangszustand signifikant reduzierte.[114] Die Hälfte der Teilnehmer erhielt vier Wochen lang täglich 800 Milligramm orales CBD (viermal 200 Milligramm) und die andere Hälfte das Standardmedikament Amisulprid, ein starkes Antipsychotikum. Beide Behandlungen waren sicher und führten zu einer signifikanten klinischen Verbesserung, aber CBD zeigte deutlich weniger unerwünschte Wirkungen. In einer weiteren Studie erhielten 88 Patient*innen sechs Wochen lang entweder 1000 Milligramm CBD oder die gleiche Menge eines Placebos zusätzlich zu ihrer bestehenden antipsychotischen Medikation.[115] Die mit CBD behandelten Patient*innen zeigten weniger psychotische Symptome als diejenigen, die ein Placebo erhielten. Die Studie ergab, dass der Zustand der Teilnehmer, die mit CBD behandelt wurden, von ihrem Psychiater oder ihrer Psychiaterin mit größerer Wahrscheinlichkeit als «verbessert» eingestuft wurde. Außerdem gab es Anzeichen für eine bessere kognitive Leistung. Die Autor*innen schrieben: «Da die Auswirkungen von CBD nicht vom Dopaminrezeptor-Antagonismus abhängig zu sein scheinen, könnte dieser Wirkstoff eine neue Klasse von Behandlungsmöglichkeiten für die Erkrankung darstellen.»

Angststörungen***

Wissenschaftler an der Universität von São Paulo (Brasilien) untersuchten die Auswirkungen von CBD auf Patient*innen mit einer generalisierten sozialen Angststörung in einem simulierten Test zum Sprechen in der Öffentlichkeit.[116] Drei Gruppen wurden verglichen: zwölf gesunde Kontrollpersonen ohne jegliche Medikation, zwölf Patient*innen mit Angststörung, die eine Einzeldosis CBD (600 Milligramm) erhielten, und eine Gruppe von zwölf Patient*innen, denen im Doppelblindverfahren ein Placebo verabreicht wurde. Die Vorbehandlung mit

CBD verringerte die Angst, die kognitive Beeinträchtigung und das Unbehagen bei der Sprachleistung und beruhigte signifikant den Alarmzustand bei der bevorstehenden Rede.

Posttraumatische Belastungsstörung (PTBS)***

In einer retrospektiven Analyse von elf Personen mit posttraumatischer Belastungsstörung, die mit CBD behandelt worden waren, wurde bei zehn Teilnehmern eine Abnahme der Symptomschwere festgestellt.[117] Die mittlere tägliche CBD-Dosis betrug etwa 49 Milligramm (Bereich: 2–100 Milligramm). CBD bewirkte auch eine Erleichterung bei einer Untergruppe von Teilnehmern mit häufigen Albträumen.

Depressionen**

Ein Mausmodell für Depressionen ergab, dass «CBD ein neues, schnell wirkendes Medikament darstellen könnte, indem es sowohl serotonerge als auch glutamaterge kortikale Signalwege durch einen 5-HT1A-Rezeptor-abhängigen Mechanismus verstärkt».[118] Diese Beobachtungen wurden in klinischen Studien bisher noch nicht bestätigt, auch wenn viele Patient*innen aus meiner Praxis von entsprechenden Erfahrungen berichten.

Schlafstörungen**

Die Wirkung von CBD auf den Schlaf ist uneinheitlich. Bei einigen wirkt CBD schlaffördernd, bei anderen schlafhemmend bzw. wach machend. In einer klinischen Studie erhielten acht Teilnehmer vor dem Zubettgehen vier verschiedene Präparate: ein Placebo, 15 Milligramm THC, fünf Milligramm THC in Kombination mit fünf Milligramm CBD und 15 Milligramm THC in Kombination mit 15 Milligramm CBD.[119] 15 Milligramm THC erhöhten die Schläfrigkeit, während 15 Milligramm CBD eine anregende Wirkung hatten. Demgegenüber wurde in einigen klinischen Studien eine vermehrte Schläfrigkeit durch CBD als Nebenwirkung beobachtet.[120] In einer Umfrage unter 163 Erwachsenen, die Cannabis wegen einer körperlichen oder psychischen Erkrankung konsumierten, hing das Schlafverhalten mit der Art des verwendeten Cannabis zusammen.[121] Die 81 Personen mit Schlaflosigkeit und größeren Einschlafschwierigkeiten verwendeten mit einer größeren Wahrscheinlichkeit Cannabissorten mit signifikant höheren CBD-Konzentrationen, vermutlich um dieses Symptom zu behandeln.

Sucht und Abhängigkeit***

In tierexperimentellen Studien und in einigen Fallberichten war CBD wirksam gegen Entzugssymptome nach dem Absetzen verschiedener Drogen (Alkohol, THC, Kokain, Opiate, Amphetamine etc.). CBD in einer Dosis von einmal täglich 400 oder 800 Milligramm reduzierte in einer placebokontrollierten Studie das Verlangen bei Personen mit Heroinabhängigkeit.[122] Von 42 Teilnehmern erhielten 15 ein Placebo, 14 erhielten 400 Milligramm CBD und 13 erhielten 800 Milligramm CBD. Die akute Verabreichung von CBD reduzierte im Gegensatz zum Placebo sowohl das Verlangen als auch die Angst signifikant. Die Wirkung von CBD hielt zudem noch sieben Tage nach der letzten kurzfristigen Einnahme (drei Tage) an. In einer Studie an der Ribeirão Preto Medical School der Universität São Paulo (Brasilien) profitierte eine 19-jährige Frau mit Entzugserscheinungen nach Beendigung des Cannabiskonsums von einer Behandlung mit CBD.[123] Tägliche Symptombeurteilungen zeigten, dass während der Behandlung keine signifikanten Entzugs-, Angst- oder andere Symptome auftraten. Bekannt ist auch der Fall eines 17-jährigen Patienten mit einem Mehrfachsubstanzkonsum (Cannabis, MDMA, Kokain, Ecstasy), schweren Depressionen und Sozialphobie.[124] Nach der Einnahme von CBD – die Anfangsdosis von 100 Milligramm hatte er innerhalb von acht Wochen auf 600 Milligramm gesteigert – nahmen die Depressionen und Angstzustände des Patienten ab, und er stellte den Konsum illegaler Drogen ohne Entzugserscheinungen ein.

Zwangserkrankungen*

Ein Versuch mit Mäusen an der Universität von São Paulo (Brasilien), in dem die Tiere Murmeln vergruben – ein bekanntes Tiermodell für Zwangsstörungen –, ergab, dass CBD wirksam ist in Bezug auf Zwangsstörungen.[125] Nach der Verabreichung von CBD (15, 30 und 60 Milligramm pro Kilogramm Körpergewicht) nahm die Zahl der vergrabenen Murmeln signifikant ab (um 34, 41 beziehungsweise 48 Prozent).

Autismus**

Cannabis mit einem hohen CBD- und niedrigen THC-Gehalt (Verhältnis von 75 zu 1) kann laut einer brasilianischen Beobachtungsstudie mit 15 (ursprünglich 18) Teilnehmern bei der Behandlung von Autismus hilfreich sein.[126] Von den 15 Personen, die die Behandlung bis zum Ende durchführten (zehn nichtepileptisch und fünf epileptisch), zeigte nur eine keine Verbesserung der autistischen Symptome.

Verhaltensauffälligkeiten von Kindern**

Eine placebokontrollierte Studie mit acht Teilnehmern zeigte, dass CBD bei der Behandlung von Kindern mit schweren Verhaltensauffälligkeiten hilfreich sein könnte.[127] Kinder im Alter von 8 bis 16 Jahren erhielten nach dem Zufallsprinzip entweder CBD-Öl oder ein Placebo für acht Wochen, das auf 20 mg pro Kilogramm pro Tag in zwei geteilten Dosen mit einer Höchstdosis von 500 mg gesteigert wurde. Alle Eltern berichteten, dass sie die Studie anderen Familien mit Kindern mit ähnlichen Problemen empfehlen würden.

Magen-Darm-Erkrankungen (THC)

Übelkeit und Erbrechen bei Krebschemotherapie****

Dronabinol und einige synthetische THC-Abkömmlinge (Nabilon, Levonantradol) erwiesen sich in den siebziger und achtziger Jahren in mehreren klinischen Studien mit Krebskranken als wirksam gegen Übelkeit und Erbrechen aufgrund einer Zytostatikatherapie.

In einer klinischen Studie am Bethesda-Memorial-Krankenhaus in Boynton Beach (USA) war Dronabinol bei 61 Personen, die eine Chemotherapie erhielten, so wirksam gegen verzögerte Übelkeit und Erbrechen wie das Antiemetikum Ondansetron.[128] Die beiden Medikamente wirkten in Kombination nicht besser als einzeln. Dass Cannabis auch heute noch ein wertvolles Mittel zur Hemmung von Übelkeit und Erbrechen sein kann, zeigt eine aktuelle Umfrage aus den USA. 153 Personen mit gastrointestinaler chronischer Übelkeit gaben an, dass Cannabis und die Standardmedikamente Ondansetron und Promethazin die Symptome im Vergleich mit anderen Medikamenten am meisten verringerten.[129]

Übelkeit bei HIV / Aids**

In einer Studie hatten US-Forscher untersucht, wie sich Cannabiskonsum auf die Fortsetzung der antiretroviralen Therapie (ART) bei HIV-positiven Personen auswirkt.[130] 252 Personen nahmen an der Befragung teil, 175 erhielten eine ART und 168 davon lieferten Informationen zur Fortsetzung der ART und der Cannabisverwendung. Es gab keine Beziehung zwischen der Fortsetzung der ART und dem Cannabiskonsum. Allerdings war unter den HIV-positiven Teilnehmern, die an Übelkeit litten, die Wahrscheinlichkeit dreimal so hoch, mit der ART-Therapie weiterzumachen, wenn sie Cannabis konsumierten.

Schwangerschaftserbrechen**

In Kanada wurde eine Umfrage unter Schwangeren durchgeführt.[131] 59 der Teilnehmerinnen hatten Übelkeit und / oder Erbrechen während der Schwangerschaft erlebt. 40 davon hatten Cannabis verwendet, um diese Symptome zu lindern, und 37 (92,5 Prozent) beurteilten Cannabis als wirksam oder sehr wirksam.

Magenschutz, Magengeschwüre und Sodbrennen*

Die Aktivierung des CB_1-Rezeptors, beispielsweise durch THC, reduziert die Produktion von Magensäure. So lautet das Ergebnis mehrerer experimenteller Studien.[132] Es ist auch eine Erfahrung, von der mir viele Patient*innen mit Magenbeschwerden berichtet haben. Moderate THC-Dosen sind gemäß Studien mit Mäusen außerdem in der Lage, Blutungen und Entzündungen des Magens zu reduzieren, die durch nicht steroidale Entzündungshemmer wie Diclofenac, Ibuprofen und Acetylsalicylsäure verursacht werden.[133] THC war bereits bei niedrigen Dosen effektiv, die noch keine Effekte verursachten, die psychischen Wirkungen beim Menschen entsprechen. «Diese Daten zeigen», so die Autoren, «dass das Phytocannabinoid Delta-9-THC in Dosen, die noch keine üblichen Cannabinoidnebenwirkungen verursachen, vor entzündlich bedingter Gewebeschädigung des Magens schützt.»

Reizdarm**

Die Spiegel von Endocannabinoiden und Endocannabinoid-ähnlichen Fettsäureamiden im Blutplasma standen in Beziehung mit schmerzbezogenen Symptomen bei Personen mit Reizdarm, die an Durchfall oder Verstopfung litten. Diese wiesen höhere 2-AG-Spiegel und niedrige Spiegel an Oleoylethanolamid und Palmitoylethanolamid auf. Im Gegensatz dazu wiesen Personen mit Obstipation höhere Spiegel an Oleoylethanolamid auf. Laut den Forschern unterstützen diese Beobachtungen die Annahme, «dass das Endocannabinoidsystem in die Pathophysiologie des Reizdarms und die Entwicklung der Reizdarm-Symptome involviert ist».[134] Viele Personen mit Reizdarm profitieren sehr gut von einer Therapie mit Cannabis, das gelegentlich auch leicht verstopfende Eigenschaften haben kann.

Magen-Darm-Erkrankungen (CBD)

Übelkeit und Erbrechen*

CBD wirkt nicht sehr gut gegen Übelkeit. Allerdings legt Grundlagenforschung nahe, dass möglicherweise CBD-Säure (CBDA) Übelkeit hemmen kann.

Leberschutz und Fettleber*

Forscher an der Universität von South Carolina in Columbia (USA) untersuchten an Mäusen die Wirkung von CBD auf eine akute Hepatitis, die durch Concanavalin A (Con A) ausgelöst wurde.[135] CBD reduzierte die Entzündung durch eine Erhöhung der Anzahl von myeloiden Suppressorzellen, indem es den Vanilloidrezeptor TRPV1 aktivierte. Ein Tiermodell von Forschern aus Griechenland und Israel ergab, dass CBD die Gehirn- und Leberfunktion bei einer durch Leberversagen verursachten Hirnschädigung (Enzephalopathie) verbessern kann.[136] CBD beugte auch einer durch Alkohol verursachten Fettleber bei Mäusen vor. Forscher der Sun Yat-sen Universität in Guangzhou (China) fanden heraus, dass diese Wirkung vermutlich auf die Reduzierung von oxidativem Stress in der Leber zurückzuführen war.[137] CBD reduzierte zudem die Autophagie (Zellabbau), die in den Leberzellen durch Alkohol verursacht wurde.

Metabolische Störungen: Appetitlosigkeit, Übergewicht, Diabetes (THC)

Appetitlosigkeit bei HIV / Aids****

Das THC-haltige Fertigpräparat Marinol® ist in den USA seit 1992 für die Behandlung von Anorexie mit Gewichtsverlust bei Aidskranken zugelassen. Allerdings wurden für diese Indikation bis heute nur vier kontrollierte Studien mit insgesamt 255 Personen durchgeführt. In diesen Studien wurde ein positiver Effekt festgestellt.[138]

Appetitlosigkeit bei Krebs***

An der Universität von Alberta (Kanada) untersuchten Forscher die Wirkungen von THC auf die Geschmacks- und Geruchswahrnehmung sowie auf Appetit, Kalorienaufnahme und Lebensqualität bei Krebskranken.[139] 24 erwachsene Krebspatient*innen erhielten zweimal täglich 2,5 Milligramm THC, während 22 anderen 18 Tage lang ein Placebo verabreicht wurde. Insgesamt 21 der 46 Patient*innen beendeten die Studie. Jene, die mit THC behandelt worden waren, gaben eine signifikant verbesserte und verstärkte Wahrnehmung von Geruch und Geschmack an, und das Essen schmeckte ihnen «besser». Der Appetit vor der Mahlzeit und der Anteil der Kalorien, der als Protein aufgenommen wurde, war verglichen mit den Resultaten der Placebobehandlung signifikant verbessert. Die mit THC therapierten Patient*innen gaben zudem eine gesteigerte Schlafqualität und Entspannung an.

Appetitlosigkeit bei Alzheimer-Krankheit***

1997 wurde eine Studie über die Wirkung von THC bei 15 Patienten, die an der Alzheimer-Krankheit litten, veröffentlicht.[140] Die 15 ausgewählten Personen verweigerten sämtlich die Nahrungsaufnahme. Sie erhielten daraufhin sechs Wochen lang THC in geringen Dosen oder ein Placebopräparat. Ihr Gewicht nahm unter THC mehr zu als unter Placebo. Die Nebenwirkungen waren nur gering und umfassten Euphorie und Müdigkeit.

Appetitlosigkeit im Alter***

Gemäß Forschung, die an der Saint-Louis-Universität in den USA durchgeführt wurde, kann die Verwendung von THC das Gewicht von älteren Personen steigern, die an Appetit- und Gewichtsverlust leiden.[141] 15 Teilnehmer (53,5 Prozent) nahmen unter THC an Gewicht zu, davon zehn mehr als 2,3 Kilogramm und sechs mehr als 4,5 Kilogramm. Insgesamt betrug die mittlere Gewichtszunahme 1,4 Kilogramm. Elf Teilnehmende verloren allerdings Gewicht, was sich ungünstig auf die Lebenserwartung auswirkte. Von denjenigen, die Gewicht verloren, verstarben sieben (64 Prozent) gegenüber vier (26 Prozent) in der Untergruppe, die an Gewicht zunahmen. Das Körpergewicht der Patient*innen war also von erheblicher Bedeutung für die Lebenserwartung.

Übergewicht

Cannabis scheint eine ausgleichende Funktion beim Gewicht zu haben. So weisen regelmäßige Cannabiskonsumenten im Durchschnitt einen niedrigeren Body-Mass-Index (BMI), eine Maßzahl für das Verhältnis von Gewicht und Körpergröße, auf als Nichtkonsumenten. Das legen mehrere Untersuchungen nahe. Die Teilnehmer an einer solchen Studie waren 401 Jugendliche zwischen 14 und 17 Jahren zu Studienbeginn, bei denen das Risiko einer Zunahme ihres Cannabiskonsums bestand.[142] Die Forscher untersuchten den Cannabiskonsum und den BMI. Sie Autoren schrieben, dass die Ergebnisse dieser Studie «zeigten, dass der BMI zu Studienbeginn einen positiven und signifikanten Zusammenhang mit dem Anstieg des Cannabiskonsums vorhersagte. Darüber hinaus gab es eine signifikante und negative Korrelation zwischen der Steigung des Cannabiskonsums und der Steigung des BMI.» Vermehrter Cannabiskonsum war also mit einem geringeren Risiko für Fettleibigkeit verbunden. Sie kamen zu dem Schluss, dass diese Ergebnisse «im Einklang mit der Erwachsenenliteratur stehen, die über eine negative Assoziation zwischen Cannabiskonsum und BMI berichtet».

Diabetes***

Eine repräsentative Studie mit 10 896 US-amerikanischen Bürger*innen hat ergeben, dass Cannabiskonsument*innen im Vergleich zu Nichtkonsument*innen ein signifikant vermindertes Risiko für die Entwicklung eines Diabetes mellitus aufwiesen.[143] Die Untersuchung umfasste vier Gruppen: Nichtkonsument*innen (61,0 Prozent), ehemalige Konsument*innen (30,7 Prozent), leichte Konsument*innen (ein- bis viermal pro Monat) (5,0 Prozent) und starke aktuelle Konsument*innen (mehr als fünfmal pro Monat) (3,3 Prozent). Nichtkonsument*innen entwickelten mehr als doppelt so häufig Diabetes als Konsument*innen. In einem statistischen Modell, das soziodemographische und andere Faktoren einbezog, sank das Risiko für Letztere weiter auf 36 Prozent. Das bedeutet, dass das Risiko der Cannabiskonsument*innen nur 36 Prozent des Risikos der Nichtkonsument*innen betrug. Eine weitere große Untersuchung unterstützt die Annahme eines geringeren Diabetes-Risikos durch Cannabiskonsum. Trotz eines erhöhten Appetits und größerer Kalorieneinnahme zeigte eine repräsentative Studie mit 4657 Erwachsenen aus den USA, dass Cannabiskonsum mit einem niedrigeren Nüchterninsulinspiegel, einer schwächeren Insulinresistenz und einem geringeren Bauchumfang verbunden war.[144]

Metabolische Störungen: Appetitlosigkeit, Übergewicht, Diabetes (CBD)

Hemmung des Appetits und Übergewichts*

Es ist seit langem bekannt, dass CBD einige THC-Effekte hemmt, darunter die Steigerung des Appetits.[145] Grundlagenforschung legt nahe, dass CBD bei der Behandlung von Übergewicht helfen könnte. Bei Tieren reduziert es die aufgenommene Futtermenge deutlich.[146] Laut einer Untersuchung der Universität von Gdansk (Polen) verringerte CBD dosisabhängig die Gewichtszunahme bei Ratten.[147] Dieser Effekt wird zumindest teilweise durch den CB_2-Rezeptor vermittelt.

Fettstoffwechselstörung**

In einer placebokontrollierten Studie aus den USA mit 65 übergewichtigen gesunden Männern und Frauen, die entweder CBD-haltige Cannabisextrakte oder ein Placebo verwendeten, verbesserte der Hanfextrakt das HDL-Cholesterin und neigte dazu, den Stress zu verbessern.[148] Dem HDL-Cholesterin wird eine schützende Funktion zugesprochen, während ein zu hohes LDL-Cholesterin als ungünstig betrachtet wird. Die Teilnehmer nahmen entweder Hanfölextrakt plus Hanfextrakt mit 15 mg CBD täglich oder ein Placebo über sechs Wochen zu sich. Sie wurden gebeten, ihre normale Ernährung und körperliche Aktivität beizubehalten.

Diabetes*

Grundlagenforschung bietet Hinweise dafür, dass CBD vorteilhaft bei Diabetes sein und Komplikationen, wie zum Beispiel Schäden an den Blutgefäßen, reduzieren könnte.

Forscher des Hadassah-Universitätskrankenhauses in Jerusalem untersuchten die Wirkung von CBD auf die Entwicklung von genetisch bedingtem Diabetes bei Mäusen.[149] NOD-Mäuse (*Non-Obese Diabetic Mice*) im Alter von sechs bis zwölf Wochen, die mit zehn bis 20 CBD-Injektionen (fünf Milligramm pro Kilogramm Körpergewicht) behandelt wurden, zeigten eine deutlich reduzierte Diabeteshäufigkeit von 30 Prozent im Vergleich zu 86 Prozent bei unbehandelten Tieren. Zusätzlich war bei den Mäusen in der behandelten Gruppe, die Diabetes entwickelten, der Ausbruch der Krankheit signifikant verzögert. Der Blutspiegel zweier Botenstoffe, IFN-Gamma und TFN-Alpha, die entzündungsfördernd wirken, sind bei NOD-Mäusen üblicherweise erhöht. Eine Behandlung mit CBD verursachte eine signifikante Verringerung (um mehr als 70 Prozent) der Blutkonzentration beider Substanzen.

Wissenschaftler des Medical College of Georgia in Augusta (USA) wiesen darauf hin, dass CBD eine wirksame neue Behandlungsoption für Schäden der Netzhaut bei Diabetes (diabetische Retinopathie) darstellen könnte.[150]

Hauterkrankungen (THC)

Juckreiz**

Durch Lebererkrankungen bedingter Juckreiz kann schwer zu behandeln sein. In einer kleinen Studie wurde 2002 untersucht, ob Dronabinol bei therapieresistentem Juckreiz infolge einer sogenannten cholestatitischen Lebererkrankung hilfreich sein kann.[151] Dazu wurden drei Patienten ausgewählt, die zuvor erfolglos mit einer Vielzahl von Maßnahmen behandelt worden waren. Sie begannen mit fünf Milligramm THC vor dem Schlafengehen. Alle drei berichteten von einer Abnahme des Juckreizes und einer deutlichen Verbesserung des Schlafes. Bei zwei Patienten verschwand außerdem die Depression.

Hyperhidrose (übermäßiges Schwitzen)**

Ich habe einige Patient*innen mit Hyperhidrose erfolgreich mit Cannabis behandelt. Ein 41-jähriger Mann mit erblicher Hyperhidrose besuchte 2015 zum ersten Mal meine Praxis. Im Alter von 25 Jahren hatte er vor allem aufgrund starken Schwitzens der Hände und Achselhöhlen mit medizinischen Behandlungen begonnen, die jedoch sämtlich erfolglos gewesen waren. Schließlich hatte er sich 2009 in zwei Sitzungen einer operativen Symphatektomie im Bereich beider Achselhöhlen unterzogen. Die Hyperhidrose in seinen Achselhöhlen und Händen war nach der Operation verschwunden, aber er hatte ein kompensatorisches Schwitzen im Bereich von Bauch, Rücken, Beinen und Gesäß entwickelt. Nun stellte er fest, dass nach der Inhalation von Cannabisblüten das Schwitzen innerhalb weniger Minuten für zwei bis drei Stunden aufhörte. Seitdem ist er in der Lage, ein normales soziales Leben zu führen.

Akne inversa**

Die Akne inversa ist eine Autoimmunerkrankung der Haut mit ausgeprägten Abszessbildungen. Ich habe einige Patient*innen mit dieser Erkrankung erfolgreich behandelt. Ein 42-jähriger Mann mit Akne inversa litt außerdem an allergischem Asthma und einem chronischen Schmerzsyndrom aufgrund von Skoliose und Scheuermann-Krankheit. Fast jedes Jahr musste er sich einer Operation der wiederkehrenden Abszesse unterziehen, die mit mehreren Wochen Arbeitsunfähigkeit verbunden war. Ich begann eine Behandlung mit Sativex® und setzte diese später mit Cannabisblüten fort. Er nimmt jeden zweiten Tag eine geringe Menge Cannabis ein und erhöht die Dosis, wenn er erste Anzeichen eines Rückfalls bemerkt. Unter der Therapie mit Cannabis ist er beschwerdefrei.

Psoriasis (Schuppenflechte)**

Ein 33-jähriger Mann besuchte im August 2015 meine Praxis. Sein erster schwerer Ausbruch von Psoriasis war im Januar 2001 aufgetreten. Er versuchte eine große Anzahl von Medikamenten, darunter Methotrexat, Dimethylfumarat, Kortikoide, Antihistaminika, eine Vielzahl von Salben und Cremes sowie mehrere Biologika (Infliximab, Efalizumab, Eternacept, Adalimumab). Biologika sind eine Gruppe von Medikamenten, die entzündungsfördernde Botenstoffe im Immunsystem hemmen. Alle therapeutischen Maßnahmen waren weitgehend wirkungslos. Methotrexat verursachte schwere Nebenwirkungen (Übelkeit, Erbrechen und Depressionen). Cannabis hatte bei ihm keinen starken Einfluss auf das Ausmaß der Krankheit. Der Krankheitsverlauf wurde jedoch durch die Verringerung des Juckreizes und die Verbesserung des Schlafs günstig beeinflusst. Seine Lebensqualität wird unter Cannabis erheblich gesteigert, und er ist arbeitsfähig. Bei einem anderen Patienten verschwanden die Hauterscheinungen der Schuppenflechte durch eine Cannabistherapie vollständig. Dies ging so weit, dass ein Hautarzt ihm nicht glaubte, dass er überhaupt an einer Schuppenflechte litt und er diese nur mit Cannabis unter Kontrolle hatte. Er musste dem Arzt einige Fotos seiner Haut aus früheren Zeiten vor der Cannabisbehandlung zeigen.

Basalzellkarzinom (Basaliom)**

Im Jahr 2016 suchte ein 74-jähriger Mann meine Praxis auf. Er litt an rezidivierenden Basalzellkarzinomen (auch als Basaliom bekannt) und aktinischer Keratose. Ein Basaliom an der Nase wurde erstmals 2003 diagnostiziert und 2004 sowie 2014 durch Bestrahlung behandelt. Im Jahr 2006 wurde eine groß angelegte Hauttransplantation an der Nase durchgeführt. Laut einem Schreiben der Klinik für Dermatologie und Venerologie der Universität Köln vom Februar 2016 war das Basaliom an zwei Stellen seiner Nase wieder aufgetreten. Er vereinbarte einen Termin in meiner Praxis, auf den er jedoch einige Monate warten musste. In Absprache mit seinem Hautarzt begann er daraufhin, viermal täglich eine kleine Menge THC-reichen Cannabisextrakt (Haschischöl) auf die betroffenen Stellen aufzutragen. Innerhalb weniger Tage trat im Bereich der Basaliome eine entzündliche Reaktion auf, und innerhalb von zwei Wochen waren die Basaliome abgeheilt. Es dauerte vier Wochen, bis auch die aktinische Keratose auf seinem Schädel verschwunden war. Später hatte ich zwei weitere Patienten, denen ich Cannabisblüten verschrieben hatte, aus denen sie hochkonzentrierte Cannabisextrakte herstellten, um diese erfolgreich gegen ihre Basaliome einzusetzen.

Hauterkrankungen (CBD)

Epidermolysis bullosa**

Drei Kinder mit Epidermolysis bullosa profitierten von einer Behandlung mit CBD.[152] Die Epidermolysis bullosa ist eine seltene mit Blasenbildung einhergehende schwerwiegende Hauterkrankung, die schwer zu behandeln ist, da die Hautempfindlichkeit und wiederholte Wundheilung Juckreiz, Schmerzen, eingeschränkte Beweglichkeit und wiederholte Entzündungen verursachen. Amerikanische Forscher berichteten über die äußerliche Verwendung von CBD bei einem sechs Monate alten Jungen, einem drei Jahre alten Mädchen und einem zehn Jahre alten Jungen. Alle drei erlebten einen «dramatischen Nutzen», inklusive einer schnelleren Wundheilung, weniger Blasenbildung und einer Verbesserung der Schmerzen. Bei einem Patienten konnten orale Opioide vollständig ausgeschlichen werden.

Akne und andere Hautkrankheiten*

Die Vermehrung von menschlichen Hautzellen wird durch die Cannabinoide CBD und Cannabigerol (CBG) beeinflusst.[153] Forscher schlossen daraus, dass «dies (insbesondere für Cannabidiol) für eine mögliche Nutzung als Hauptbestandteil bei der Entwicklung neuer Therapeutika für Hauterkrankungen spricht». Sie konnten nachweisen, dass die Signalgebung von Endocannabinoiden eine Rolle bei der Kontrolle der normalen Funktion der Haut spielt, wobei das Endocannabinoid Anandamid in der Lage ist, die Aktivität von Genen für die Differenzierung in unterschiedliche Hautzellen zu regulieren. Forschung an der Universität von Debrecen (Ungarn) mit Zellen, die Talg in der Haut produzieren (Sebozyten), zeigt, dass CBD entzündungshemmende Wirkungen auf Sebozyten hat und die Talgproduktion reduziert.[154] Daher könnte CBD eventuell bei Akne eingesetzt werden. Auch CBDV (Cannabidiovarin), CBC (Cannabichomen) und THCV (Tetrahydrocannabivarin) zeigen ähnliche Wirkungen.[155]

Atemwegserkrankungen (THC)

Asthma***

In den siebziger Jahren des letzten Jahrhunderts wurden THC und einige andere Cannabinoide in klinischen Studien bei Gesunden und Asthmatiker*innen erfolgreich getestet. So wurde in einer Studie bei acht Asthmatiker*innen ein Krampf der Bronchien, ein Asthmaanfall, provoziert.[156] Das Rauchen von Cannabis löste den Spasmus innerhalb von zehn Minuten. Da sich die Wirkungsweise des THC von jener üblicher Asthmamittel unterscheidet, kann THC gut mit anderen Mitteln kombiniert werden. 1984 zeigte eine Studie, dass im Verlauf einer zwanzigtägigen Behandlung mit 20 Milligramm oralem THC keine Abnahme der Wirkung eintrat, sodass THC über längere Zeit eingenommen werden kann.[157] Die antiallergische und entzündungshemmende Wirkung des THC dürfte darüber hinausgehend insbesondere bei allergischen Asthmaformen von Vorteil sein.

Schlafapnoe**

In einer klinischen Studie aus den USA mit 17 Personen, die an einer Schlaf-Apnoe litten, also Unterbrechungen der Atmung während des Schlafes, verbesserte THC signifikant die Symptomatik.[158] Die Eingangsdosis betrug einmal täglich 2,5 Milligramm THC, was langsam bis zur Maximaldosis von einmal täglich zehn Milligramm gesteigert wurde. Messungen des sogenannten Apnoe-Indexes wurden in den Nächten 7, 14 und 21 der THC-Behandlung vorgenommen. Dieser Index wurde durch THC deutlich verbessert.

Chronisch-obstruktive Lungenerkrankung***

Britische Forscher untersuchten in einer placebokontrollierten Studie die Wirkungen eines Cannabisextrakts auf die Atemnot bei fünf gesunden Proband*innen und vier Patient*innen mit chronisch-obstruktiver Lungenerkrankung (COPD).[159] Die Teilnehmer erhielten Sativex® oder ein Placebo. COPD-Kranke, die mit Cannabis behandelt wurden, klagten seltener über «Lufthunger» als solche, denen ein Placebo verabreicht wurde. Die Autor*innen folgerten: «Wir haben gezeigt, dass Atemnotbeschreibungen eine Verbesserung unangenehmer Aspekte der Atemnot durch Cannabinoide nachweisen können, ohne dass eine Änderung konventioneller Atemnotwerte auf einer visuellen Analogskala eintritt.»

Atemwegserkrankungen (CBD)

Allergien und Asthma (CBD)*

In einer Studie mit Meerschweinchen verursachte die Inhalation von Ovalbumin eine allergisch bedingte Verengung der Atemwege. Diese wurde durch CBD reduziert.[160] Die Wissenschaftler folgerten, dass CBD «eine positive Wirkung bei der Behandlung von obstruktiven Atemwegserkrankungen haben könnte». Laut Untersuchungen an der medizinischen Universität von Taipei in Taiwan reduziert die Gabe von CBD bei Mäusen Überempfindlichkeitsreaktionen auf ein bestimmtes Protein.[161] Die Forscher stellten fest, dass CBD Überempfindlichkeitsreaktionen vom sogenannten Spättyp (verzögerte allergische Reaktion) durch bestimmte Immunzellen wie etwa T-Zellen und Makrophagen an der Entzündungsstelle dämpft.

Augenerkrankungen (THC)

Glaukom***

Anfang der siebziger Jahre wurden in den USA systematische Untersuchungen von Cannabiswirkungen auf verschiedene Organsysteme durchgeführt, um die Auswirkungen des Cannabiskonsums besser beurteilen zu können. Dabei wurde zufällig entdeckt, dass THC den Augeninnendruck senkt. Forscher hatten bei elf freiwilligen Proband*innen nach dem Rauchen von Cannabis mit 18 Milligramm THC festgestellt, dass der Augeninnendruck eine Stunde später im Mittel um 25 Prozent abgenommen hatte.[162] Zwei Teilnehmer zeigten nahezu keine Veränderung. Dagegen wurde bei einigen Proband*innen eine deutliche Abnahme des Augeninnendrucks um bis zu 45 Prozent festgestellt.

Die Wirkung auf den Augeninnendruck kann also bei verschiedenen Personen sehr unterschiedlich ausfallen. Später bestätigten mehrere kleine Studien diese Wirkung. Nach Forschung an der Universität Aachen reduzierte eine orale Einzeldosis von 7,5 Milligramm THC, die acht gesunden Ärzten in einem Selbstversuch verabreicht worden war, den Augeninnendruck (AID) und verbesserte zusätzlich die Durchblutung der Netzhaut.[163] Statt nach durchschnittlich 1,77 Sekunden gelangte das Blut schon nach 1,57 Sekunden von den Arterien zu den Venen in der Netzhaut. Die Forscher folgerten, dass «Cannabinoide, deren Fähigkeit zur Reduzierung des AID bereits bekannt war, zu einer Zunahme der retinalen Hämodynamik führen können. Dies könnte bei Durchblutungsstörungen des Auges, inklusive Glaukom, nützlich sein.»

Hals-Nasen-Ohren-Erkrankungen (THC)

Tinnitus**

Einige meiner Patient*innen mit ausgeprägtem Tinnitus (Ohrgeräusche) profitieren sehr gut von einer Therapie mit Cannabis. Da das Endocannabinoidsystem die Überaktivität unterschiedlicher Botenstoffe hemmt, könnte diese Funktion auch bei einer neuronalen Überaktivität, die zum Tinnitus führt, eine rationale Basis für den von den Patient*innen geschilderten Nutzen von Cannabis bei zentral verursachten Ohrgeräuschen nach einem Hörsturz erklären.

Herz-Kreislauf-Erkrankungen (THC)

Bluthochdruck**

Eine meiner ersten gutachterlichen Stellungnahmen in einem Strafverfahren habe ich im Jahr 2000 im Falle eines Patienten aus Berlin mit arterieller Hypertonie angefertigt. Er litt unter einem Bluthochdruck, der nicht ausreichend auf Standardmedikamente ansprach, und hatte festgestellt, dass er die gewünschte Wirkung mit Cannabis erreichen konnte. Er wurde vom Vorwurf des illegalen Cannabisbesitzes freigesprochen. Viele Patient*innen, die Cannabis aus anderen Gründen medizinisch nutzen, berichten, dass sie als Nebeneffekt ihre Medikamente gegen hohen Blutdruck reduzieren können.

In einer Fachzeitschrift für Innere Medizin wurde ein Fallbericht über einen 41-jährigen Mann mit Rückenmarksverletzung veröffentlicht.[164] Seine Ärzte hatten festgestellt, dass die Blutdruckstabilität an den Tagen, an denen ihr Patient kein Cannabis konsumierte, schlechter und an den Tagen, an denen er Cannabis einnahm, besser war. Die Autoren kamen zu dem Schluss, «dass unsere Ergebnisse dokumentieren, dass der Cannabiskonsum die Blutdruckstabilität bei diesem Patienten verbesserte (…)».

Herz-Kreislauf-Erkrankungen (CBD)

Herzinfarkt und Herzschädigung*

CBD könnte bei einem Herzinfarkt von Nutzen sein. Bei Kaninchen wurde am Universitätskrankenhaus Gasthuisberg in Löwen (Belgien) ein akuter Herzinfarkt verursacht, um die Wirkungen intravenöser CBD-Gaben von 0,1 Milligramm pro Kilogramm Körpergewicht zu untersuchen.[165] Die CBD-Therapie reduzierte die Infarktgröße und erleichterte die Wiederherstellung der Herzfunktion. Laut Forschung an den Nationalen Instituten für Gesundheit in Bethesda (USA) mildert CBD eine Fehlfunktion des Herzens, oxidativen Stress, Fibrosen, Entzündungen und Zelltod in Tiermodellen der diabetischen Kardiomyopathie, einer bei der Zuckerkrankheit vorkommenden Herzschädigung.[166] Die Autoren kamen zu dem Schluss, dass «diese Ergebnisse in Verbindung mit dem ausgezeichneten Sicherheits- und Verträglichkeitsprofil von CBD beim Menschen stark darauf hindeuten, dass es ein großes therapeutisches Potenzial für die Behandlung von Diabeteskomplikationen und möglicherweise auch anderen Herz-Kreislauf-Erkrankungen haben könnte».

Bluthochdruck**

In einer Studie mit neun gesunden männlichen Probanden reduzierte eine einzelne CBD-Dosis von 600 Milligramm signifikant den Blutdruck.[167] Britische Forscher hatten den Teilnehmern in einer Cross-over-Studie entweder 600 Milligramm CBD oder ein Placebo verabreicht. CBD reduzierte den systolischen Blutdruck in Ruhe (–6 Millimeter-Quecksilbersäule) und das Schlagvolumen (–8 Milliliter) und erhöhte leicht die Herzfrequenz. Diejenigen, die CBD eingenommen hatten, wiesen einen niedrigeren Blutdruck auf, insbesondere vor und nach Stress (–5 Millimeter-Quecksilbersäule). Den Autoren zufolge zeigen diese Daten, «dass die akute Gabe von CBD den Ruheblutdruck und die Zunahme des Blutdrucks bei Stress beim Menschen reduziert, zusammen mit einer erhöhten Herzfrequenz.»

Durchblutungsstörungen*

CBD verstärkt nach einer Studie an der Universität von Nottingham (Großbritannien) die maximale Entspannung der

Blutgefäße durch Acetylcholin in Arterien von Ratten mit Diabetes.[168] Diese Wirkung wurde zumindest zum Teil durch den CB_2-Rezeptor vermittelt. CBD verstärkte die Produktion einer die Gefäße weitenden Substanz, die durch Cyclooxygenase entsteht. In einer weiteren Studie untersuchte dieselbe britische Arbeitsgruppe die Wirkungen von CBD auf Endothelzellen menschlicher Arterien.[169] Aus ihrer Forschung folgerten die Autoren, dass «diese Studie zum ersten Mal zeigt, dass CBD eine Entspannung menschlicher Mesenterialarterien durch die Aktivierung» von CB_1- und Vanilloidrezeptoren bewirkt.

Krebserkrankungen (THC und CBD)**

Mehrere Zell- und Tierversuche haben ergeben, dass CBD und THC krebshemmende Eigenschaften besitzen. Auch CBD-Säure (CBDA) und andere Cannabinoide hemmten in einigen Zell- oder Tierexperimenten das Krebswachstum.[170] Es gibt zudem erste Hinweise auf die Wirksamkeit beim Menschen. Mehr Informationen hierzu finden sich in dem Kapitel «Cannabis bei Krebserkrankungen».

Infektionen (THC)

HIV-Infektion*

In einem HIV-Affen-Modell mit Makaken, die mit dem SI-Virus infiziert waren, zeigte THC einige nützliche Wirkungen auf die Erkrankung.[171] Beispielsweise blockierte es die Aktivierung und Vermehrung von $CD8^+$ T-Zellen, welche auch zytotoxische T-Zellen oder Killer-T-Zellen genannt werden. Die Autoren schrieben, dass ihre Forschung «ein Potenzial für die zielgerichtete Immunmodulation bei der HIV-Infektion» nahelegt. Forscher der Mount Sinai School of Medicine in New York (USA) haben entdeckt, dass Cannabinoide, die an den CB_2-Rezeptor binden, andere Rezeptoren auf bestimmten Immunzellen aktivieren, die direkt den HI-Virus in späten Aidsstadien hemmen können.[172] «Wir wussten, dass Cannabinoid-Substanzen wie Marihuana eine therapeutische Wirkung bei Aidspatienten haben können, haben jedoch nicht verstanden, wie sie die Verbreitung des Virus selbst beeinflussen», erklärte die Studienleiterin Cristina Costantino.

Bakterielle Infektionen*

Ergebnisse von Forschung aus den USA legen nahe, dass THC eine potente entzündungshemmende Substanz darstellt, die als neue Therapie zur Unterdrückung von Entzündungen der Lunge, die durch ein Toxin des Bakteriums Staphylococcus aureus (Enterotoxin B) verursacht werden, eingesetzt werden könnte.[173]

Darmparasiten**

Forscher untersuchten den Zusammenhang zwischen Cannabiskonsum und Infektionen mit Helminthien (Darmparasiten) bei den Aka, einer Gruppe von Ureinwohnern im Kongobecken.[174] 67,7 Prozent der Männer verwendeten Cannabis, und ihre «THCA-Spiegel waren negativ mit Parasiteninfektionen und erneuten Infektionen assoziiert, was die Selbstmedikationshypothese unterstützt», schrieben die Autoren.

Infektionen (CBD)

Bakterien*

Dänische Forscher zeigten, dass CBD helfen kann, resistente Bakterien abzutöten.[175] In dieser Studie steigerte CBD die Wirkung von Bacitracin gegen grampositive Bakterien (Staphylokokkenarten, Listeria monocytogenes und Enterococcus faecalis), gegen gramnegative Bakterien hingegen schien es unwirksam zu sein. Dies ist nicht die erste Studie, die zeigt, dass CBD antibiotische Wirkungen gegen Bakterien entfalten kann.[176]

Bovine spongiforme Enzephalopathie (Rinderwahnsinn)*

Forschung von Wissenschaftler*innen des Nationalen Zentrums für wissenschaftliche Forschung in Valbonne (Frankreich) legt nahe, dass CBD die Entwicklung von Prion-Krankheiten verhindern kann.[177] Die bekannteste Prion-Erkrankung ist BSE (Bovine spongiforme Enzephalopathie), landläufig auch Rinderwahnsinn genannt. Die französischen Forscher berichteten, dass CBD die Anhäufung von Prion-Proteinen in Prion-infizierten Zellen bei Mäusen und Schafen hemmte, während andere Cannabinoide entweder schwach oder gar nicht wirksam waren.

Malaria*

Cannabidiol konnte in einem Versuch mit Mäusen zu zerebraler Malaria das Überleben der Tiere verbessern und zum Erhalt ihrer geistigen Leistungsfähigkeit beitragen.[178] Diese schwere Form der Malaria, die mit Hirnschäden einhergeht, kann durch eine Infektion mit Plasmodium falciparum verursacht werden.

Skelettsystem (CBD)

Verbesserung der Knochenheilung*
Forscher des Knochenlabors der Hebräischen Universität von Jerusalem (Israel) berichteten, dass CBD die biomechanischen Eigenschaften heilender Knochenbrüche bei Ratten verbesserte.[179] Die Oberschenkelknochen der Tiere, die acht Wochen lang eine Mischung aus CBD und THC erhalten hatten, zeigten bei gleichbleibender Steifheit der Knochen eine deutlich gesteigerte maximale Belastungsfähigkeit.

11 Verbesserung von Lebensqualität und Wohlbefinden

Laut der Weltgesundheitsorganisation (WHO) ist Gesundheit «ein Zustand des vollständigen körperlichen, geistigen und sozialen Wohlbefindens und nicht nur das Fehlen von Krankheit und Gebrechen».[180] Daraus folgt, dass die Messung der Gesundheit und der Auswirkungen der Gesundheitsversorgung nicht nur einen Hinweis auf Veränderungen in der Häufigkeit und Schwere von Krankheiten enthalten muss, sondern auch eine Einschätzung des Wohlbefindens. Dieses kann beurteilt werden, indem die Verbesserung der Lebensqualität im Zusammenhang mit der Gesundheitsversorgung gemessen wird.

Während es im Allgemeinen zufriedenstellende Möglichkeiten zur Messung der Häufigkeit und des Schweregrades von Krankheiten gibt, gestaltet sich die Messung des Wohlbefindens und der Lebensqualität deutlich schwieriger. Die WHO definiert Lebensqualität als «die subjektive Wahrnehmung einer Person über ihre Stellung im Leben in Relation zur Kultur und den Wertsystemen, in denen sie lebt, und in Bezug auf ihre Ziele, Erwartungen, Standards und Anliegen».[181] Es handelt sich um ein weitreichendes Konzept, das auf komplexe Weise durch viele Faktoren beeinflusst wird, darunter die körperliche Gesundheit, den psychischen Zustand, persönliche Überzeugungen, soziale Beziehungen, den Lebensstandard, Umwelteinflüsse und den Zugang zu Bildung und Berufschancen.

Wie können Cannabis und CBD die Lebensqualität steigern?

Umfragen zeigen, dass Patienten mit unterschiedlichen Erkrankungen, die Cannabis verwenden, eine bessere Lebensrealität aufweisen.[182]

Cannabis mit unterschiedlichen Cannabinoidgehalten, THC und CBD können sich auf vielfältige Art und Weise positiv auf Gesundheit und Wohlbefinden auswirken. Sie lindern nicht nur Schmerzen, sondern verbessern auch den Appetit, reduzieren Übelkeit, hellen die Stimmung auf, reduzieren Ängste und ermöglichen körperliche und seelische Entspannung sowie einen erholsamen Schlaf. Dies wird von vielen Patient*innen als eine ganzheitliche Verbesserung ihres sozialen und beruflichen Lebens, ihrer Lebensqualität und ihres Wohlbefindens wahrgenommen.

Das ist auch dann der Fall, wenn ein chronisches körperliches Leiden nicht ursächlich behandelt werden kann. So bekomme ich immer wieder Rückmeldungen von Angehörigen Krebskranker, die berichten, dass die von mir eingeleitete Cannabistherapie zwar den Krebs nicht habe besiegen können, jedoch die letzten Wochen und Monate des Lebens der betroffenen Person erleichtert habe, und damit auch das ihre.

Am Beispiel Schmerzen möchte ich erläutern, was eine Cannabistherapie von einer Schmerztherapie mit Opiaten jenseits der Wirkungen auf die Schmerzen unterscheidet. Chronische Schmerzen sind weltweit eine Hauptursache für Behinderungen und treten bei 15 bis 30 Prozent der allgemeinen erwachsenen Bevölkerung auf. Mehrere Berichte bezeugen, dass die verfügbaren medikamentösen Therapien nicht ausreichend zufriedenstellende Ergebnisse liefern. Gegenwärtig sind Opioide die arzneiliche Hauptgrundlage für die Schmerzkontrolle in den meisten schweren Fällen, einschließlich neuropathischer und Krebsschmerzen. Dennoch stellen die Nebenwirkungen von Opioiden ein großes Problem dar. Allzu oft führen sie zu Medikamentenabhängigkeit, Benommenheit, Appetitlosigkeit, Übelkeit und Verstopfung. Daher werden enorme Anstrengungen unternommen, um alternative medikamentöse Optionen mit einem besseren Sicherheitsprofil und vergleichbarer Wirksamkeit zu entwickeln. Eine sogenannte multimodale Schmerztherapie, die Physiotherapie, Psychotherapie sowie weitere Maßnahmen zur Schmerzbewältigung beinhaltet und ohne Medikamente auskommen soll, ist oft nicht verfügbar und häufig auch nur unzureichend wirksam. Manchmal führt die Cannabistherapie zu einer befriedigenden Schmerzlinderung.

THC-reiches Cannabis

Am ICEERS, dem internationalen Zentrum für ethnobotanische Ausbildung, Forschung und Service in Barcelona (Spanien), wurde eine Studie durchgeführt mit Personen, die an vielen unterschiedlichen chronischen Erkrankungen litten und sich selbst mit Cannabis therapierten.[183] Die Forscher sammelten Daten über die Muster des Cannabiskonsums sowie über die psychische Gesundheit, die Persönlichkeit und die Lebensqualität. Die Teilnehmer wurden zu Beginn der Studie sowie nach vier, acht und zwölf Monaten nachbeobachtet. Es zeigte sich, dass die Cannabisverwendung «Patienten mit chronischen Krankheiten helfen kann, eine akzeptable Lebensqualität» zu erhalten.

Solche Beobachtungen werden durch andere Studien, die zum Teil bereits im Kapitel zu den Einsatzgebieten von THC und CBD vorgestellt wurden, unterstützt. So heißt es in einer Studie der DePaul Universität in Chicago (USA) mit 367 Personen, die Cannabis aus medizinischen Gründen legal verwenden dürfen, dass 75 Prozent der Teilnehmer über eine positive Beeinflussung von zwei oder mehr Symptomen der Lebensqualität berichten.[184] Die

Forscher folgerten, dass «diese explorative Studie zu unserem Verständnis darüber beiträgt, wie Personen mit chronischen Erkrankungen die Wirksamkeit von medizinischem Cannabis bei der Behandlung von gleichzeitig auftretenden Lebensqualitätssymptomen wahrnehmen. Unsere Ergebnisse deuten darauf hin, dass gleichzeitig auftretende Schmerzen, Ängste und Depressionen für die Behandlung mit medizinischem Cannabis besonders gut geeignet sein könnten.»

CBD

Laut einer Studie mit 97 Patient*innen, die aus einem privaten Schmerzzentrum in Philadelphia (USA) rekrutiert worden waren, trug ein CBD-reicher Hanfextrakt zur Reduzierung der Einnahme von Opioiden bei.[185] Mehr als die Hälfte der Teilnehmer (53 Prozent) reduzierte oder eliminierte ihre Opioide innerhalb von acht Wochen, nachdem sie einen CBD-reichen Hanfextrakt in ihre Medikation aufgenommen hatten. 94 Prozent berichteten von einer Verbesserung der Lebensqualität.

In einer Online-Umfrage des Zentrums für medizinische Cannabisaufklärung in Del Mar (USA) mit 2409 CBD nutzenden Teilnehmern, die über soziale Medien rekrutiert worden waren, gaben fast 62 Prozent der CBD-Konsument*innen an, das Cannabinoid zur Behandlung einer Krankheit zu verwenden.[186] Die häufigsten Beschwerden waren Schmerzen, Schlafstörungen, Angstzustände und Depressionen. Fast 36 Prozent der Befragten antworteten, dass CBD ihre Krankheit «sehr gut» behandele. Etwa 38 Prozent der Teilnehmer verwendeten CBD nicht zur Behandlung einer konkreten Erkrankung, sondern zur Verbesserung des allgemeinen Wohlbefindens. Insgesamt wurde in der Studie eine deutliche Verbesserung der Lebensqualität nachgewiesen.

12 Das Endocannabinoidsystem, CBD und Sport

Sport und Endocannabinoide

Das euphorische Hochgefühl, von dem Läufer*innen berichten, wurde früher allgemein den Endorphinen, körpereigenen Opioiden, zugeschrieben. Deutsche Forscher fanden jedoch 2015 heraus, dass es zum Teil durch Endocannabinoide verursacht wird.[187] Endorphine besitzen schmerzlindernde Eigenschaften ähnlich denen von Morphium. Bei intensiver sportlicher Betätigung veranlasst das Strecken und Dehnen der Muskeln den Körper zur Produktion von Beta-Endorphin und dem Endocannabinoid Anandamid. Um herauszubekommen, welche der Substanzen für das Läufer-High verantwortlich ist, führten Forscher der Universität Heidelberg drei Experimente mit Mäusen durch. Sie zeigten, dass Cannabinoidrezeptoren die Reduzierung von Angst und Schmerzen nach dem Laufen bewirken. «Ein Läufer-High ist ein subjektives Gefühl von Wohlbefinden, das einige Menschen nach langer sportlicher Betätigung erleben», schrieben die Forscher in ihrer Studie. «Jahrzehntelang ging man davon aus, dass die durch Sport induzierte Endorphin-Freisetzung allein für das Läufer-High verantwortlich ist, jüngere Hinweise legen jedoch nahe, dass das Endocannabinoidsystem ebenfalls eine Rolle spielt.»

Endocannabinoide werden vermehrt produziert und ausgeschüttet, wenn der Körper sich in einem Stresszustand befindet, also bei Schmerzen, Hungergefühl, Übelkeit, Muskelkrämpfen, Entzündungen, Atemnot etc. Daher ist es nicht verwunderlich, dass die Belastung, die starke sportliche Betätigung mit sich bringt, ebenfalls zu einer vermehrten Ausschüttung von Endocannabinoiden führt.

Das kann auch therapeutisch genutzt werden. In einer Studie mit 37 Frauen mit Fibromyalgie, einer chronischen Schmerzerkrankung, und 33 gesunden Kontrollpersonen führte ein 15-wöchiges Trainingsprogramm zu geringeren Schmerzen und erhöhten Anandamid-Spiegeln.[188] Die Studie wurde von Forschern der Universität Linköping (Schweden) durchgeführt. Die Autoren schrieben, dass «die erhöhten Anandamid- und verringerten SEA-Werte [Stearoylethanolamid] bei Frauen mit Fibromyalgie nach dem 15-wöchigen Programm auf eine chronische Wirkung von Widerstandsübungen hindeuten könnten». In einer Studie mit Mäusen reduzierte die Aktivierung des Endocannabinoidsystems durch hochintensives Schwimmen auch entzündlich bedingte Schmerzen.[189]

Sport und das dadurch produzierte Anandamid können auch genutzt werden, um es Drogenabhängigen zu erleichtern, den Substanzkonsum einzustellen.[190] Bei 21 Personen mit Substanzkonsumstörung, die aufgehört hatten, Drogen zu nehmen, reduzierten 30 Minuten Sport dreimal pro Woche das Verlangen nach der Droge, die Anspannung, Depressionen und die Wut.

Das Gleiche gilt für Depressionen. Bei 17 Frauen mit schwerer Depression wurde vor und zehn Minuten nach dem Training Blut abgenommen, das Ergebnis war eine signifikante Zunahmen der Anandamid-Spiegel.[191] Die Forscher schlussfolgerten, dass das Endocannabinoidsystem bei depressiven Störungen «die stimmungsaufhellende Wirkung verordneter akuter körperlicher Betätigung erhöht».

Sport und CBD

Eine zunehmende Zahl von Sportler*innen verwendet CBD, um Schmerzen, Entzündungen und die mit Verletzungen verbundenen Schwellungsprozesse zu bewältigen.[192] Zudem können Angst und Schlaf günstig beeinflusst werden. Die Welt-Anti-Doping-Agentur hat CBD 2018 von der Liste der verbotenen Substanzen – im oder außerhalb des Wettbewerbs – gestrichen. Diese Entscheidung der WADA lässt Sportler*innen die Tür offen, auf CBD zurückzugreifen. Leider sind fast keine klinischen Daten über CBD im Zusammenhang mit körperlicher Betätigung verfügbar. Aufgrund von Grundlagenforschung ergeben sich jedoch möglicherweise unter anderem folgende Einsatzgebiete bei Sportlern:

- **Belastungsinduzierte Muskelschäden und Muskelkater**: Trainingsinduzierte Muskelschädigungen beeinträchtigen die Muskelfunktion und lösen eine Entzündungsreaktion aus. CBD reduziert Entzündungsprozesse.
- **Nervenschutz**: Es gibt Sportarten, bei denen gelegentlich Gehirnerschütterungen auftreten. Dadurch erhöht sich das Risiko für die Entwicklung neurodegenerativer Erkrankungen. Der Boxer Mohammed Ali ist ein bekanntes Beispiel für die Entwicklung eines Morbus Parkinson nach einer erfolgreichen sportlichen Karriere. CBD schützt die Nerven.
- **Knochengesundheit**: Es wurde nachgewiesen, dass CBD die Heilung von Oberschenkelbrüchen bei Ratten verbessert. Es verbessert die Biegefähigkeit und damit die Belastungsfähigkeit von Knochen.
- **Sportliche Leistungsangst**: Ein hohes Maß an Stress vor dem Wettkampf kann der sportlichen Leistung abträglich sein. CBD kann Ängste reduzieren.
- **Schlaf**: Athleten schlafen oft weniger und haben eine schlechtere Schlafqualität als Nichtsportler. Faktoren, die zu schlechtem Schlaf bei Athleten beitragen, sind abendliche Wettkämpfe und Trainingseinheiten, Angstzustände vor dem Wettkampf und Langstreckenreisen mit Jetlag. CBD kann bei einigen Personen den Schlaf verbessern.

13 Cannabis bei Krebserkrankungen

Cannabis und THC sind in der Lage, einige Symptome zu lindern, die bei Krebserkrankungen auftreten können, darunter Übelkeit, Appetitlosigkeit, Depressionen und Schmerzen. Zudem gibt es bemerkenswerte Beobachtungen, die Hinweise dafür bieten, dass Cannabinoide wie THC und CBD nicht nur im Tierversuch, sondern auch beim Menschen krebshemmende Eigenschaften entfalten könnten. Hier steht die Forschung allerdings noch am Anfang.

Eigene Erfahrungen mit Patient*innen und Fallberichte

Rückgang gutartiger Myome der Gebärmutter

Eine meiner Patientinnen hat im Jahr 2016 im Alter von 51 Jahren in Spanien drei Monate lang einen Cannabisextrakt in hoher Dosierung angewandt. Ihr Ziel war es, ein schweres Lymphödem zu verringern, was ihr auch gelang. Gleichzeitig gingen zudem ihre Gebärmuttermyome zurück. Vor ihrer Reise nach Spanien war ihr in der Universitätsklinik Tübingen erklärt worden, dass man sie aufgrund der Größe ihrer Myome wohl werde operieren müssen. Zurück in Deutschland, wurde im Krankenhaus eine erneute Ultraschalluntersuchung durchgeführt. Die untersuchende Ärztin sei völlig überrascht gewesen, da die Myome deutlich zurückgegangen waren. Am Ende des Krankenhausbesuchs habe ihr ein Onkologe gesagt: «Ich beglückwünsche Sie zu diesem überraschend guten Ergebnis. Da haben Sie echt noch mal Glück gehabt, dass wir Sie jetzt doch nicht operieren müssen. Also ganz egal, was Sie da genommen haben, nehmen Sie es weiter!» Heute, im Jahr 2020, geht es ihr hinsichtlich der Myome und des Lymphödems weiterhin gut.

Absterben aggressiver Leukämiezellen

In Kanada wurde ein Mädchen mit einer aggressiven Form der Kinderleukämie (Philadelphia-Chromosom-positive akute lymphoblastische Leukämie) von ihrer Familie mit verschiedenen Cannabisextrakten behandelt, nachdem Standardtherapien keine Wirkung gezeigt hatten.[193] Zum Zeitpunkt der Diagnose im Jahr 2006 war die Patientin 14 Jahre alt. Chemotherapie, Knochenmarkstransplantation und Strahlentherapie über einen Zeitraum von 34 Monaten waren erfolglos geblieben, sodass die Ärzte die Standardbehandlungen schließlich abbrachen.

Durch die anschließende alleinige Anwendung von Cannabisextrakten kam es zu einem deutlichen Abfall der bösartig veränderten Blutzellen. Zunächst nahm die Zahl der entarteten Zellen im Blut unter der Therapie mit Cannabis weiter zu, sank dann jedoch mit zunehmender THC-Dosis recht plötzlich ab. Diese war langsam erhöht worden, damit die Patientin sich an die jeweils neue Dosis gewöhnen konnte. 27 Tage nach dem Beginn der Cannabistherapie war die Zahl der Tumorzellen im Blut auf ein Maximum gestiegen, woraufhin sie innerhalb weniger Tage drastisch zurückging.

Äußerliche Behandlung eines Basalioms

Im Juli 2016 suchte ein 74-Jahre alter Mann meine Praxis auf. Er litt an wiederkehrenden Basalzellkarzinomen, die auch als Basaliome bezeichnet werden, sowie an einer aktinischen Keratose (durch Sonnenlicht verursachte Hautschäden). Der Fall wurde in diesem Buch bereits in dem Kapitel zu den Indikationen einer Cannabistherapie vorgestellt. Im Februar 2016 war das zuvor erfolgreich beseitigte Basaliom an zwei Stellen auf der Nase zurückgekehrt. In Absprache mit seinem Hautarzt hatte er eine kleine Menge eines THC-reichen Cannabisextrakts (Haschischöl) viermal täglich auf die betroffenen Stellen aufgetragen. Innerhalb von zwei Wochen heilten sie vollständig ab.

Studien zu Cannabis und Krebs beim Menschen

Zum Zusammenhang zwischen Cannabis und Krebs können epidemiologische und klinische Studien wissenschaftliche Erkenntnisse liefern. Die Epidemiologie ist eine wissenschaftliche Disziplin, die sich mit der Verbreitung sowie den Ursachen und Folgen von gesundheitsbezogenen Zuständen und Ereignissen in Bevölkerungen oder Populationen beschäftigt, beispielsweise mit dem Zusammenhang zwischen Tabakrauchen und Lungenkrebs. So lässt sich der Anteil der Menschen, die Tabak rauchen und Lungenkrebs bekommen, mit dem Anteil der Tabakraucher in der Gesamtbevölkerung vergleichen. Die Ergebnisse zeigen eindeutig, dass Tabakraucher unter Menschen, die einen Lungenkrebs bekommen, überrepräsentiert sind. Das unterscheidet die Epidemiologie von der klinischen Medizin, bei der es darum geht, einem einzelnen Menschen in einem konkreten Krankheitsfall zu helfen. In klinischen Studien werden oft zwei oder drei Gruppen von Teilnehmern verglichen, die unterschiedliche Therapien erhalten haben.

Übersicht über epidemiologische Studien

Verschiedene Institutionen der Universität von Kalifornien und der Universität von Utah haben in Zusammenarbeit mit der Internationalen Agentur für Krebsforschung (IARC) der Weltgesundheitsorganisation die bisherigen epidemiologischen Daten zum Zusammenhang zwischen Cannabisrauchen und Krebs zusammengefasst.[194] Danach gab es zu diesem Thema bisher 34 epidemiologische Studien mit verschiedenen Krebsarten, insbesondere solche der Atemwege. Es ergaben sich zum Teil leicht erhöhte und zum Teil leicht erniedrigte Krebsrisiken durch das Rauchen von Cannabis. Die Autor*innen kamen zu dem Ergebnis, dass bisher keine abschließende Bewertung möglich ist, und fordern weitere methodisch ausgereifte Studien zum Zusammenhang zwischen Cannabisrauchen und Krebs. Obwohl Cannabisrauch qualitativ die gleichen Verbrennungsprodukte enthält wie Tabakrauch – abgesehen von Nikotin beim Tabak und Cannabinoiden beim Cannabis –, fiel in der größten epidemiologischen Studie auf, dass Cannabisraucher*innen im Vergleich zu Nichtkonsument*innen ein etwa gleich großes Risiko für Lungenkrebs aufwiesen, während das Rauchen von Tabak mit einer erheblichen Zunahme des Risikos verbunden war.[195] Die Autoren gehen davon aus, dass die krebshemmenden Eigenschaften von THC und anderer Cannabinoide die krebsfördernden Eigenschaften schädlicher Verbrennungsprodukte im Cannabisrauch, wie Nitrosamine und polyzyklischer aromatischer Kohlenwasserstoffe (Benzpyren und andere), kompensierten.

Die erste kontrollierte Studie bei Hirnkrebs

Im Jahr 2017 wurden erstmals vorläufige Ergebnisse einer Studie veröffentlicht, die zeigen, dass Cannabis nicht nur im Tierversuch, sondern auch beim Menschen das Krebswachstum hemmen und das Überleben verbessern kann.[196] Der Hersteller des Cannabisextrakts Sativex® gab in einer Pressemitteilung vom

7. Februar 2017 bekannt, dass sein Produkt in einer Studie mit 21 Patient*innen, die an einem Glioblastom litten, das Überleben deutlich verlängerte. Zur Erinnerung: Sativex® ist ein Mundspray, das etwa gleiche Mengen an THC und CBD (Cannabidiol) enthält.

An der Studie durften Patient*innen mit einem Glioblastomrezidiv teilnehmen. Von den 21 Teilnehmern erhielten zwölf das Standard-Chemotherapeutikum Temozolomid plus Cannabisextrakt und neun Temozolomid plus Placebo. Während von den Patient*innen, die Temozolomid und das Placebo erhalten hatten, nach einem Jahr nur noch 53 Prozent am Leben waren, betrug die 1-Jahresüberlebensrate in der Sativex®-Gruppe 83 Prozent.

Diese vielversprechenden Ergebnisse sind von erheblicher Bedeutung. Da Cannabinoide anders als andere Krebsmedikamente wirken, kann der Zusatz von THC und CBD beziehungsweise entsprechender Cannabisprodukte das Ergebnis von Standardtherapien möglicherweise auch bei anderen Krebsarten verbessern. Dies legen einige Studien am Tiermodell nahe.

Ergebnisse tierexperimenteller Studien

Bei einer Anzahl von Krebserkrankungen wurden mehrere Studien mit Mäusen oder Ratten durchgeführt, die verschiedene natürliche oder synthetische Cannabinoide erhielten. Zu diesen tierexperimentell erforschten Krebsarten zählen Hirnkrebs, Darmkrebs, Leberkrebs, Krebs der Bauchspeicheldrüse, Brustkrebs, Prostatakrebs, Lungenkrebs, Schilddrüsenkrebs, Melanom (schwarzer Hautkrebs), Nicht-Melanom-Hautkrebs, Leukämie, Mundkrebs, Neuroblastom und Plasmozytom (Multiples Myelom). In fast allen tierexperimentellen Studien hemmten Cannabinoide das Tumorwachstum, die Bildung von Metastasen und die Bildung neuer Blutgefäße in Tumoren. Es gibt allerdings auch sehr wenige Ausnahmen, bei denen Cannabinoide das Krebswachstum förderten.

Zusammenfassung der bisherigen Forschungsergebnisse, die sich überwiegend auf Zell- und Tierexperimente beschränken

1. THC hemmt in den meisten Fällen das Tumorwachstum, nur in sehr wenigen Ausnahmen war es tumorfördernd.
2. CBD wirkt tumorhemmend.
3. Die Wirkungen von THC und CBD ergänzten sich in einigen Untersuchungen.
4. Bisher ist noch nicht bekannt, wie das optimale Verhältnis von THC zu CBD aussieht. Es gibt Hinweise, dass es bei den jeweiligen Krebserkrankungen unterschiedlich ausfällt. So war beispielsweise CBD in Tierexperimenten zum Brustkrebs wirksamer als THC.
5. Cannabinoide vermindern die Chemoresistenz, zum Beispiel durch Hemmung der Aktivität von p-gp (P-Glycoprotein) und MRP1 (Multidrug Resistance-Related Proteins 1). Chemoresistenz bedeutet, dass ein Tumor, der zunächst gut auf ein Chemotherapeutikum angesprochen hat, nach einiger Zeit nicht mehr anspricht, also resistent gegen die Therapie geworden ist.
6. Cannabinoide wirken synergistisch mit einigen Chemotherapeutika (etwa Melphalan, Temozolomid und Doxorubicin) sowie mit Strahlentherapie beim Glioblastom. Die Wechselwirkung mit dem Östrogenrezeptormodulator Tamoxifen war im Tierversuch weder positiv noch negativ.
7. Die Wirksamkeit einer Krebstherapie mit Cannabinoiden wurde bisher kaum am Menschen getestet.
8. Die Ansprechbarkeit auf THC und CBD könnte bei verschiedenen Menschen und verschiedenen Krebsarten sehr unterschiedlich sein, so wie dies auch in Tierversuchen beobachtet wurde.

PRAXISTIPPS

1. Die Wirkung von THC ist dosisabhängig. Viel THC ist wirksamer als wenig THC, sodass möglichst hohe Dosen verwendet werden sollten.
2. Eine Kombination von THC und CBD erwies sich in den bisher durchgeführten experimentellen Untersuchungen wirksamer als jedes der beiden Cannabinoide allein, sodass möglichst beide Cannabinoide eingesetzt werden sollten.
3. Wenn CBD gut vertragen wird, was meistens der Fall ist, so kann dieses Cannabinoid in hohen Dosen eingenommen werden. In einer Studie aus Österreich erhielten Patient*innen mit Glioblastom 400 Milligramm CBD pro Tag zusätzlich zur Standardtherapie. Diese Menge sollte auf mindestens zwei Gaben (zweimal zweihundert Milligramm) aufgeteilt werden.
4. Wird CBD gut vertragen, so sollte zusätzlich THC in einer möglichst hohen Dosis eingenommen werden.
5. Eine Behandlung mit THC und CBD ist keine Alternative zu Standardtherapien, sondern allenfalls eine Ergänzung.

14 Kombinationen und Wechselwirkungen mit anderen Medikamenten

Wechselwirkungen von Medikamenten sind immer dann ein Problem, wenn gleichzeitig viele Medikamente eingenommen und die gegenseitigen Interaktionen unübersichtlich werden. Das gilt auch für Cannabinoide in Kombination mit einer Vielzahl weiterer Präparate. Wechselwirkungen mit einzelnen Medikamenten hingegen sind meistens gut überschaubar und spielen im Allgemeinen keine schwerwiegende Rolle.

Grundsätzlich unterscheidet man zwei Arten von Wechselwirkungen. Da sind zum einen jene, die auf den pharmakologischen Wirkungen der jeweiligen Präparate beruhen. Beispielsweise besitzen THC und Opiate schmerzlindernde Eigenschaften, die sich gegenseitig verstärken können. Man spricht hier von pharmakodynamischen Wechselwirkungen. Diese können erwünscht oder unerwünscht sein.

Die andere Art von Wechselwirkungen beruht vor allem auf einer gegenseitigen Beeinflussung des Abbaus der Cannabinoide und der anderen Medikamente in der Leber. Die Leber benutzt bestimmte Eiweißstoffe (Enzyme), um beispielsweise Cannabinoide, sonstige Medikamente oder Alkohol abzubauen. Wenn ein bestimmtes Enzym gleichzeitig für den Abbau von zwei Substanzen zuständig ist, etwa CBD und das Antiepileptikum Clobazam, dann kann es sein, dass beide langsamer abgebaut werden. Es gibt jedoch auch Enzyminduktoren. Das sind Medikamente, die den Abbau von anderen Substanzen beschleunigen.

Die wichtigsten Wechselwirkungen sind pharmakodynamischer Natur, beruhen also auf den pharmakologischen Wirkungen der zusammen eingenommenen Substanzen.

THC

Wechselwirkungen aufgrund der Wirkungen

Wechselwirkungen mit Cannabinoiden beruhen am häufigsten auf einer Aktivierung gleicher Wirksysteme (Effektorsysteme), was bedeutet, dass sie sich gegenseitig verstärken oder abschwächen.

Cannabisprodukte wurden in den vergangenen Jahrzehnten von Millionen von Menschen verwendet, die gleichzeitig eine Vielzahl unterschiedlicher Medikamente eingenommen haben oder einnehmen, ohne dass bisher starke unerwünschte Wechselwirkungen bekannt geworden sind. Cannabis und THC können die Wirkung einiger Medikamente verstärken, während sie die anderer herabsetzen. Umgekehrt können auch einige Medikamente bestimmte Wirkungen von Cannabisprodukten verstärken oder vermindern. Ebenso ist es möglich, dass nur bestimmte Wirkungen zunehmen und andere reduziert werden. Bei sinnvollen Kombinationen addieren sich die gewünschten Wirkungen, während die unerwünschten Nebenwirkungen abnehmen.

So konnte beispielsweise gezeigt werden, dass die Einnahme von THC zusammen mit einem anderen brechreizhemmenden Medikament (Prochlorperazin) bei Patient*innen unter einer Krebschemotherapie Erbrechen und Übelkeit stärker verminderte als jedes der beiden Medikamente allein. Darüber hinaus reduzierte Prochlorperazin gleichzeitig die psychischen Wirkungen von THC. Auch Opiate können gut in Kombination mit Cannabis verwendet werden, da ihre schmerzlindernden Wirkungen sich ergänzen und Cannabis beziehungsweise THC außerdem die Übelkeit, die manchmal durch Opiate hervorgerufen wird, vermindert. Häufig können dabei die benötigten Opiat-Dosen herabgesetzt werden. Gelegentlich führt eine Kombination mit Cannabisprodukten auch dazu, dass eine höhere Morphium-Dosis vertragen wird, sodass überhaupt erst eine wirksame Dosis verabreicht werden kann.

Wechselwirkungen beim Abbau

Da THC vor allem in der Leber durch Zytochrom-P-450-Isoenzyme (hauptsächlich CYP2C) abgebaut wird, kann es zu Wechselwirkungen mit anderen Medikamenten kommen, die auf gleichem Wege abgebaut werden. Es sind bisher kaum schwerwiegende Wechselwirkungen dieser Art bekannt geworden, und dies auch nur bei hohen THC-Dosen, obwohl THC mit einer Vielzahl von Medikamenten eingenommen wurde und wird. Eine Ausnahme ist die gleichzeitige Einnahme von THC und Warfarin. Aufgrund eines Fallberichts ist davon abzuraten, aufgrund eines möglicherweise erhöhten Blutungsrisikos Cannabis bzw. THC und Warfarin zusammen einzunehmen.[197]

Übersicht über die wichtigsten Wechselwirkungen

- **Antidepressiva:** THC kann die beruhigende Wirkung von trizyklischen Antidepressiva wie Amitryptilin steigern. Die gleichzeitige Einnahme kann jedoch auch zu einer Verstärkung der herzfrequenzsteigernden Wirkung führen. Ferner ist es möglich, dass THC die antidepressive Wirkung der sogenannten selektiven Serotonin-Wiederaufnahmehemmer wie etwa Fluoxetin verstärkt.
- **Benzodiazepine:** THC kann die antiepileptischen Wirkungen von Benzodiazepinen steigern.
- **Betablocker:** Betablocker können die durch THC hervorgerufene Herzfrequenzsteigerung reduzieren.

- **Brechreizhemmende Medikamente (Phenothiazine):** Die brechreizhemmende Wirkung von THC und Phenothiazinen, wie zum Beispiel Prochlorperazin, verstärken sich gegenseitig. Dabei werden die psychischen Wirkungen von THC vermindert.
- **Brechreizhemmende Medikamente (Serotonin-Antagonisten):** Zur Hemmung des Brechreizes bei einer Krebschemotherapie werden heute in großem Umfang Serotonin-Antagonisten eingesetzt. Auch diese Mittel können gut mit diversen Cannabisprodukten kombiniert werden, da sich ihre therapeutischen Wirkungen gegenseitig verstärken.
- **Glaukom-Medikamente:** Die augeninnendrucksenkenden Wirkungen von Cannabis und verschiedenen Glaukom-Medikamenten können sich gegenseitig verstärken.
- **Opiate:** THC und Opiate können sich gegenseitig in ihrer schmerzlindernden Wirkung verstärken. Dabei kann THC einer durch die Einnahme von Opiaten hervorgerufenen Übelkeit entgegenwirken.
- **Schlafmittel:** THC kann die sedierenden und schläfrig machenden Wirkungen von Schlafmitteln verstärken.
- **Theophyllin:** THC beschleunigt den Abbau von Theophyllin, das zur Behandlung von Asthma Verwendung findet. Daher sind bei gleichzeitiger Einnahme von Cannabisprodukten möglicherweise höhere Dosen von Theophyllin erforderlich.

Ungünstige Kombinationen mit Cannabisprodukten

- **Alkohol:** THC und Alkohol verstärken sich gegenseitig hinsichtlich einiger Wirkungen. Beide können sedierend, also beruhigend und schlaffördernd, wirken sowie eine Anzahl weiterer Fähigkeiten beeinträchtigen, die für die sichere Teilnahme am Straßenverkehr von Bedeutung sind.
- **Cortison:** Die entzündungshemmenden Wirkungen von THC und Cortison schwächen sich gegenseitig ab.

- **Herzfrequenzsteigernde Substanzen:** Die herzfrequenzsteigernde Wirkung von THC und Substanzen wie Amphetaminen, Adrenalin, Kokain und Atropin können sich ergänzen und bei entsprechend hohen Dosen unangenehm werden. Bei Vorliegen einer Herzerkrankung kann dies sogar schwerwiegende Folgen haben.

CBD (Cannabidiol)

Wechselwirkungen aufgrund der Wirkungen

In verschiedenen Studien konnte gezeigt werden, dass sich die antiepileptischen Wirkungen von CBD und anderen Antiepileptika möglicherweise ergänzen.[199,200]

Es gibt bisher nur wenige gesicherte Erkenntnisse zu pharmakologischen Wechselwirkungen mit weiteren Medikamenten, wie zum Beispiel entzündungshemmende Medikamente, angstlösende Mittel, Antidepressiva, Schlafmittel, Neuroleptika gegen Psychosen und sonstige Medikamente, die ähnliche Wirkungen haben können wie CBD. Grundsätzlich muss immer mit Wechselwirkungen gerechnet werden, auch wenn mir bisher keine relevanten unerwünschten Wechselwirkungen aus der Literatur oder meiner eigenen Erfahrung bekannt geworden sind.

Wechselwirkungen beim Abbau

CBD muss oft in hohen Dosen verabreicht werden, um eine therapeutische Wirksamkeit zu erzielen. Es wird in der Leber abgebaut. Dort hemmt es die Aktivität von Enzymen wie CYP2C19, CYP2D6 und CYP3A4, die für den Abbau verschiedener Medikamente verantwortlich sind. Medikamente, die durch das CYP2C19-Enzym verarbeitet werden, können langsamer abgebaut werden und stärker wirken, wenn sie zusammen mit CBD eingenommen werden. Zu diesen Medikamenten zählt der Säurehemmer Pantoprazol sowie das Antiepileptikum Clo-

PRAXISTIPPS

Falls Sie Cannabisprodukte in Kombination mit Opiaten (zum Beispiel Morphium), die Sie schon über einen längeren Zeitraum einnehmen, verwenden möchten, sollten Sie zunächst Ihre gewohnte Medikation beibehalten und langsam und einschleichend mit der Cannabisbehandlung beginnen. Die Ansprechbarkeit von Cannabis und THC variiert bei Schmerzpatient*innen sehr stark, sodass vor Beginn der Therapie nicht bekannt ist, ob Cannabisprodukte einen relevanten Beitrag gegen die Schmerzen leisten können oder nicht. Bei einer Verbesserung der Symptome können Sie versuchen, die Opiatdosis langsam zu reduzieren. Es gibt eine Anzahl von Patient*innen, die ihre Opiate im Verlauf von Monaten oder Jahren vollständig absetzen konnten, während andere nur einen geringen Effekt verspürten.[198] In ähnlicher Weise kann mit Medikamenten zur Muskelentspannung bei multipler Sklerose oder Querschnittslähmung verfahren werden. Die Entzugssymptome beim Absetzen von Opiaten und Benzodiazepinen können durch Cannabis oft nur teilweise gelindert werden.
Kreislaufveränderungen im Zusammenhang mit der Einnahme von Cannabis können sich als Schwindelgefühl oder als ein rasender Puls bemerkbar machen. Werden Cannabisprodukte zusammen mit anderen Medikamenten eingenommen, die ebenfalls auf den Kreislauf wirken können, so sollte eine vorsichtige, einschleichende Dosierung erfolgen. Wenn keine Herzerkrankung vorliegt, ist die Herzfrequenzsteigerung zwar nicht gefährlich, aber man sollte doch vermeiden, seinen Kreislauf unnötig zu belasten. Geringe THC-Dosen verursachen meistens keine messbare Veränderung der Herzfrequenz, allerdings ist auch bei dieser Wirkung die Ansprechbarkeit sehr variabel.

bazam (Frisium®). CBD hemmt auch die Aktivität des Enzyms CYP2D6, sodass Medikamente, die dieses Enzym benötigen, ebenfalls langsamer abgebaut werden und stärker wirken. Dazu gehören die Säurehemmer Omeprazol sowie das Neuroleptikum Risperidon (Risperdal®). Bei der Einnahme großer Mengen von CBD ist daher Vorsicht angesagt, wenn die Substanz zusammen mit bestimmten anderen Medikamenten eingesetzt wird.

Forschung an der Hokuriku-Universität in Kanazawa (Japan) ergab, dass mehrere Pflanzencannabinoide (THC, CBN, CBD) den Abbau von Warfarin und Diclofenac reduzieren, wodurch sie auch deren Wirkung und Wirkdauer verstärken.[201] Diese Cannabinoidwirkung beruhte auf einer Hemmung des CYP2C9. Ärztliches Personal am Allgemeinen Krankenhaus von Massachusetts (USA) ergänzte die Clobazam-Behandlung von 13 Kindern mit therapieresistenter Epilepsie um CBD, worauf sich der Blutspiegel an Clobazam erhöhte.[202] Die mittlere Zunahme des Clobazam-Spiegels nach vierwöchiger Behandlung betrug 60 Prozent, mit einer großen Variation. In einigen Fällen waren die Clobazam-Spiegel deutlich stärker gestiegen.

In einer offenen Studie an der Universität von Alabama in Birmingham (USA) mit 39 Erwachsenen und 42 Kindern erhöhte eine Epilepsiebehandlung mit CBD die Blutspiegel von Topiramat, Rufinamid sowie N-Methylclobazam und senkte im Gegensatz zur vorgenannten Studie die Spiegel von Clobazam.[203] Das Ausmaß der Wechselwirkung hing von der CBD-Dosis ab und war meistens gering. Es gibt Hinweise, dass bei der gleichzeitigen Verwendung von hohen CBD-Dosen und Valproinsäure bei Epilepsie bei einigen Patienten eine Reduzierung der Blutplättchen auftreten kann.[204]

Eine Anzahl von Medikamenten, darunter Ketoconazol, Itraconazol, Ritonavir und Clarithromycin, hemmen das CYP3A4-Enzym, was zu einem verlangsamten Abbau von CBD führen kann und damit zu höheren Konzentrationen. Demgegenüber beschleunigen Medikamente wie Phenobarbital, Rifampicin, Carbamazepin und Phenytoin die Aktivität des CYP3A4-Enzyms, sodass CBD schneller abgebaut wird.

Wechselwirkungen zwischen THC und CBD

CBD beeinflusst die Wirkungen von THC und anderen Cannabinoiden, die an den CB_1- und CB_2-Rezeptor binden. So analysierten spanische Forscher die sogenannte funktionale Selektivität einer Anzahl von Cannabinoiden in Anwesenheit und Abwesenheit von CBD.[205] Funktionale Selektivität oder einseitige Signalgebung bedeutet, dass die Wirkungen von Cannabinoiden, die an die gleichen Rezeptoren binden wie CBD, in Abhängigkeit von dessen Anwesenheit variieren. CBD verändert die Reaktionen auf die Bindung von THC an den CB_1-Rezeptor durch eine sogenannte allosterische Modulation des Rezeptors. Der CB_1-Rezeptor wird durch CBD auf eine Weise verändert, die dazu führt, dass bestimmte THC-Wirkungen abgeschwächt werden. So reduziert CBD die Appetitsteigerung durch THC, aber auch dessen psychische Wirkungen oder die Senkung des Augeninnendrucks. Der CB_2-Rezeptor kann ebenfalls durch CBD allosterisch verändert werden, was sich wiederum auf die Wirkung anderer Cannabinoide an diesem Rezeptor auswirkt.[206]

15 Vorsichtsmaßnahmen bei der Einnahme von Hanfprodukten

Grundsätzlich wird CBD sehr gut vertragen und verursacht kaum Nebenwirkungen, während THC – vor allem bei unerfahrenen Nutzer*innen und bei zu schneller Dosissteigerung – Probleme verursachen kann. Daher gilt bei THC und THC-reichen Cannabisprodukten die Devise: «Mit kleinen Dosen anfangen und dann langsam steigern» oder «Start low, go slow!».

Bei der Einnahme von Substanzen wird unterschieden zwischen akuten Nebenwirkungen und solchen, die nach einer längerfristigen Einnahme auftreten. Darüber hinaus kann es Gegenanzeigen beziehungsweise Kontraindikationen für Medikamente geben, also Situationen, bei denen bestimmte Mittel nicht eingesetzt werden sollten. Das gilt zum Beispiel häufig bei Schwangerschaft, weil Fetusse oft viel empfindlicher auf Medikamente reagieren als Erwachsene.

Nebenwirkungen von THC

Akute Nebenwirkungen

Eine heute breit akzeptierte Meinung ist die im Bericht des Medizininstituts der USA bereits 1999 zur medizinischen Verwendung von Marihuana geäußerte Einschätzung: «Marihuana ist keine vollständig gutartige Substanz. Es ist eine starke Droge mit einer Vielzahl von Wirkungen. Allerdings bewegen sich die unerwünschten Wirkungen einer Marihuanaverwendung mit Ausnahme der Schäden, die mit dem Rauchen verbunden sind, innerhalb der Wirkungen, die bei anderen Medikamenten toleriert werden.»[207] In den USA ist der Begriff medizinisches Marihuana gebräuchlicher als der von medizinischem Cannabis, meint aber das Gleiche.

Die akute Giftigkeit von THC ist gering. Todesfälle sind nicht beschrieben. Die mediane tödliche Dosis (LD_{50}) von THC lag bei oraler Gabe für Ratten je nach Geschlecht und Stamm bei 800 bis 1900 Milligramm pro Kilogramm Körpergewicht. Bei Hunden und Affen wurden infolge der maximal getesteten THC-Dosen (3000 beziehungsweise 9000 Milligramm pro Kilogramm) keine Todesfälle beobachtet.

Am wichtigsten sind die akuten Wirkungen von THC auf die Psyche und das Herz-Kreislauf-System (Steigerung der Herzfrequenz, Blutdruckabfall). Die häufigsten Nebenwirkungen von Cannabinoiden sind Müdigkeit und Schwindel, psychische Effekte und Mundtrockenheit. Gegenüber diesen Nebenwirkungen entwickelt sich fast immer innerhalb kurzer Zeit eine Toleranz. Einige, wie beispielsweise Mundtrockenheit, bleiben jedoch häufig bestehen.

Akute psychische Wirkungen werden im Allgemeinen als angenehm und entspannend empfunden («High»). Oft gehen sie mit einer Steigerung der sensorischen Wahrnehmung einher. Das verbesserte Wohlbefinden kann allerdings auch in eine Missstimmung umschlagen. Angst und Panik können ebenfalls auftreten. Weitere akute Wirkungen von Cannabinoiden sind eine Beeinträchtigung des Gedächtnisses, verminderte psychomotorische und geistige Leistungsfähigkeit, Störungen der Zeitwahrnehmung und Euphorie. Forschung zeigt, dass eine regelmäßige Cannabiseinnahme dazu führt, dass die Beeinträchtigung der geistigen Leistungsfähigkeit aufgrund einer Toleranzentwicklung auch nach aktuter Einnahme nur noch sehr gering ist.[208]

Chronische Nebenwirkungen

Menschen können eine Toleranz auf THC-Wirkungen entwickeln, was bedeutet, dass die Wirkung sich bei gleichbleibender Dosis abschwächt. Bei gewünschten Wirkungen ist das von Nachteil, da eine höhere Dosis benötigt wird, um die gleiche Wirkung zu erzielen. Bei unerwünschten Wirkungen hingegen ist Toleranz natürlich ein positives Phänomen. So entwickelt sich häufig eine Toleranz gegen psychische Wirkungen sowie gegen unangenehme Wirkungen auf das Herz-Kreislauf-System, den Augeninnendruck und den Schlaf.

In klinischen Langzeitstudien mit THC und Cannabis bei Personen, die an multipler Sklerose, Spastik, Schmerzen oder Appetitlosigkeit bei HIV / Aids litten, entwickelte sich innerhalb von sechs bis zwölf Monaten keine Toleranz gegenüber den medizinischen Wirkungen durch moderate THC-Dosen (im Allgemeinen täglich 5 bis 30 Milligramm). Unter hohen Dosen jedoch kann sich eine Toleranz gegen medizinisch erwünschte Wirkungen entwickeln. Dieser Effekt ist auch von anderen Medikamenten bekannt, die auf das zentrale Nervensystem wirken, wie beispielsweise Opiate oder Benzodiazepine. Es gibt aber auch Patienten, die im Laufe der Behandlung ihre THC-Dosis reduzieren können, weil sich ihr Gesundheitszustand verbessert.

Eine weitere Kehrseite der Toleranzentwicklung, also einer Gewöhnung an THC, sind mögliche Entzugserscheinungen beim Absetzen. In einer Studie mit Personen, die sowohl Cannabis als auch Tabak konsumierten, war die Stärke der Entzugssymptome durch das Absetzen je einer Substanz von vergleichbarer Stärke.[209]

Cannabisentzug kann mit Reizbarkeit, Unruhe, Schlaflosigkeit, Appetitlosigkeit, Übelkeit, Schwitzen, vermehrtem Speichelfluss und Schlafstörungen einhergehen. Die Symptome fallen individuell unterschiedlich aus und sind im Allgemeinen stärker, wenn THC bereits in der Kindheit oder Jugend zum Einsatz kam und wenn über eine lange Zeit hohe Dosen eingenommen wurden.

Es gibt Hinweise darauf, dass THC die Schwangerschaftsdauer und damit das Geburtsgewicht der Kinder reduzieren kann.[210] Nach einer Übersicht aller Studien zur möglichen Schädigung während der Schwangerschaft aus dem Jahr 2020 sind die Auswirkungen eines Cannabiskonsums auf Embryo und Fetus vergleichweise gering.[211] Die Übersicht analysierte Längsschnittstudien, die die Auswirkungen der pränatalen Cannabisexposition auf verschiedene Bereiche der geistigen Funktionen bei Personen im Alter von 0 bis 22 Jahren untersuchten. Die Autoren kamen zu dem Schluss, dass «die gegenwärtige Evidenz nicht darauf hindeutet, dass pränatale Cannabisexposition allein mit klinisch signifikanten kognitiven Funktionsbeeinträchtigungen assoziiert ist».

Bei Personen mit entsprechender Empfindlichkeit kann der Konsum von Cannabis eine schizophrene Psychose auslösen. Gefährdet sind vor allem Personen, in deren Familie es bereits Fälle schizophrener Psychosen gibt. Auch der Zeitpunkt des Beginns der Therapie mit THC spielt eine Rolle. Jugendliche Cannabiskonsumenten haben nach gegenwärtigem Kenntnisstand ein doppelt so hohes Risiko wie Nichtkonsumenten, eine Schizophrenie zu entwickeln. Einige Forscher gehen davon aus, dass das Risiko eventuell auch dreimal oder viermal so hoch ist wie bei Jugendlichen, die nicht mit THC behandelt werden. Eine Psychose gilt daher im Allgemeinen als Kontraindikation für eine Behandlung mit Cannabismedikamenten, auch wenn THC in zwei Fallserien mit einigen wenigen Patienten bei therapieresistenter Schizophrenie wirksam war. Ich habe ebenfalls sehr wenige Patienten mit Schizophrenie, die gut von einer Therapie mit Cannabis profitieren. Es ist aber eine erhöhte Vorsicht angezeigt.

Beim Abschätzen der Höhe des Risikos, durch THC eine Schizophrenie zu entwickeln, sind Vergleiche mit anderen Risikofaktoren hilfreich. Beispielsweise erhöht das Aufwachsen in einer Großstadt verglichen mit dem Aufwachsen in einer ländlichen Region das Risiko einer Schizophrenie ebenfalls um den Faktor 2. Das bedeutet, dass von 100 Großstädter*innen ein bis zwei (eventuell auch drei) im Laufe ihres Lebens eine Schizophrenie entwickeln werden – genauso wie ein bis zwei (oder 3) von 100 starken Cannabiskonsument*innen. Bei Personen ohne jeglichen Risikofaktor sind es 0,5 bis 1 von 100.

Kontraindikationen und Vorsichtsmaßnahmen

Bei bestimmten Personengruppen sollten THC und THC-reiche Cannabismedikamente nicht oder nur in Ausnahmefällen eingesetzt werden.

Kontraindikationen bestehen bei:

- Überempfindlichkeit gegen einzelne Bestandteile der Präparate
- schweren Persönlichkeitsstörungen und psychotischen Erkrankungen, bei nur wenigen begründeten Ausnahmen

Eine strenge Zurückhaltung ist angebracht bei:

- Schwangerschaft und stillenden Müttern wegen möglicher Entwicklungsstörungen des Kindes
- Kindern und Jugendlichen (vor der Pubertät)
- schweren Herz-Kreislauf-Erkrankungen
- Suchterkrankungen

Nebenwirkungen von CBD

Akute Nebenwirkungen

CBD kann bereits in geringen Mengen ermüden oder auch belebend wirken. Verschiedene Menschen machen in dieser Hinsicht unterschiedliche Erfahrungen. Es kann entspannende Wirkungen haben. Die geistige Leistungsfähigkeit wird nicht beeinflusst.[212] Unter höheren Dosen wurden in klinischen Studien wiederholt folgende Nebenwirkungen beobachtet: Übelkeit, Appetitlosigkeit, Durchfall und eine leichte Senkung des Blutdrucks sowie eine geringe Zunahme der Herzfrequenz. Bei Patient*innen mit Epilepsie wirkt CBD zwar häufig anfallshemmend, in einigen Fällen nahm die Zahl der Anfälle jedoch zu.

Chronische Nebenwirkungen

Eine Auswertung von Studien mit CBD ergab, dass dieses «vermutlich sicher für Menschen und Tiere» ist.[213] Weiter heißt es: «Mehrere Studien deuten darauf hin, dass CBD bei nichttransformierten Zellen nicht giftig wirkt und keine Veränderungen der Nahrungsaufnahme und Katalepsie induziert, keinen Einfluss auf physiologische Parameter (Herzfrequenz, Blutdruck und Körpertemperatur) und den Magen-Darm-Trakt hat und nichts an psychomotorischen oder psychologischen Funktionen ändert.»

Eine Übersicht zur Sicherheit von CBD kam zu dem Ergebnis, dass «das Sicherheitsprofil von CBD bereits auf eine vielfältige Art und Weise etabliert wurde. Allerdings gibt es einige Wissenslücken.»[214] Diese Lücken betreffen vor allem die Auswirkungen auf das genetischen Material (DNS) sowie das Immunsystem.

In einer klinischen Studie wiesen Patient*innen mit Lebererkrankungen einen langsameren Abbau von CBD auf als gesunde Menschen.[215] Laut den Forschern deuteten die Ergebnisse darauf hin, «dass eine Dosisänderung bei Patienten mit mäßiger und schwerer Leberfunktionsstörung notwendig ist und dass eine niedrigere Anfangsdosis und eine langsamere Titration auf der Grundlage des Nutzen-Risiko-Verhältnisses erforderlich sind». Der Grund ist der verlangsamte Abbau von CBD durch die geschädigte Leber.

Das bei THC schon seit langem bekannte Phänomen der Toleranzentwicklung habe ich in den vergangenen Jahren vermehrt auch bei Patient*innen beobachtet, die CBD zu therapeutischen Zwecken verwenden. In manchen Fällen lässt die Wirkung nach einigen Monaten deutlich nach. Dies gilt zum Beispiel für antiepileptische Wirkungen. Unmittelbar vor Drucklegung des Buches wurde diese Beobachtung erstmals in einer klinischen Studie aus Israel mit an Epilepsie leidenden Kindern und Erwachsenen bestätigt (Uliel-Sibony und Kolleg*innen, 2020).

Kontraindikationen und Vorsichtsmaßnahmen

In Zellexperimenten beeinflusste CBD die Wirkung bestimmter Proteine (P-Glykoprotein und Breast Cancer Resistance Protein [«Brustkrebsresistenzprotein»]), die bei der normalen Funktion der Plazenta eine Rolle spielen.[216] Die Autoren folgerten, dass CBD während der Schwangerschaft «die Plazentaschutzfunktionen reduzieren und ihre morphologischen und physiologischen Eigenschaften verändern kann». Dieses Risiko besteht allerdings nur bei sehr hohen CBD-Dosen.

16 Die optimale Einnahme von Cannabis

Cannabisprodukte werden überwiegend inhaliert (geraucht, verdampft) oder oral (in Kapseln, in Tropfenform, als Spray, als Tee) eingenommen. In einigen klinischen Studien wurde es auch in Form von Augentropfen eingesetzt oder mit Aerosolen inhaliert. Zudem gibt es Präparate, die auf die Haut aufgetragen werden können – darunter Kosmetika mit CBD. In einigen Ländern sind Zäpfchen zur rektalen Verwendung verfügbar.

Einnahme natürlicher Cannabisprodukte

Medizinalcannabisblüten werden in der Regel durch Inhalation (Rauchen, Inhalation mit einem Verdampfer) oder oral als Tee oder Pulver eingenommen. Es besteht auch die Möglichkeit, in der Apotheke Extrakte aus Cannabisblüten zu erhalten.

Allen Cannabiszubereitungen ist eine Erhitzung vor der Einnahme gemein. Dies ist wichtig, weil Cannabinoide in der Pflanze überwiegend als Cannabinoid-Säuren (THC-Säure, CBD-Säure etc.) vorkommen, die nur einige therapeutische Wirkungen ausüben. Erst durch Erhitzen oder lange Lagerung werden die sauren Formen in die gewünschten phenolischen Cannabinoide umgewandelt. Diese Umwandlung durch eine Abspaltung von Kohlendioxid (CO_2) wird Decarboxylierung genannt. Diese Decarboxylierung ist nur dann nicht erforderlich, wenn man die therapeutischen Wirkungen der Säuren erzielen möchte, beispielsweise die Hemmung der Übelkeit durch CBDA (CBD-Säure) oder die Hemmung von Entzündungen durch THCA (THC-Säure).

Charakteristika der Pharmakokinetik von THC in Abhängigkeit von der Applikation (inhalativ versus oral).

Parameter	Inhalative Einnahme (Rauchen, Verdampfen mittels Vaporizer)	Orale Einnahme (Dronabinol, Sativex, orale Zubereitung von Cannabisblüten)
Wirkungseintritt	innerhalb von Sekunden und Minuten	nach 30 bis 90 Minuten
Maximale Wirkung	nach etwa 20 Minuten	nach 2 bis 4 Stunden
Dauer der Wirkung	2 bis 3 Stunden, je nach gemessenem Parameter auch länger	4 bis 8 Stunden, je nach gemessenem Parameter und Dosis auch länger
Maximale Konzentration im Blutserum	1 bis 15 ng / ml	50 bis 300 ng / ml
Zeitpunkt der maximalen Blutserumkonzentration	3 bis 8 Minuten	eine bis mehrere Stunden
Bioverfügbarkeit	15 bis 35 %	4 bis 12 %
First-Pass-Effekt in der Leber	nein	ja
Bildung von 11-Hydroxy-THC	gering	etwa so hohe Konzentrationen im Blutserum wie THC

Decarboxylierung zur «Aktivierung» von THC und CBD

Um die gewünschten phenolischen Formen der Cannabinoide zu erhalten, also die Formen, die das größte therapeutische Potenzial besitzen, müssen die natürlicherweise in den Pflanzen vorkommenden sauren Formen erhitzt werden. Diese Decarboxylierung wurde bei den standardisierten oralen Zubereitungen, die in den Apotheken erhältlich sind (Donabinol, Sativex®, andere Extrakte), bereits durch die jeweiligen Unternehmen vorgenommen.

Werden Medizinalcannabisblüten geraucht oder mit einem Verdampfer (Vaporisator) inhaliert, so sind diese Temperaturen hoch genug, um eine Decarboxylierung zu erzielen. In der Glut einer Cannabiszigarette (500 bis 800 Grad) ist eine ausreichende Decarboxylierung innerhalb kürzester Zeit erreicht. Die Temperaturen in den Vaporisatoren liegen zumeist zwischen 190 und 200 Grad. Da ist es sicherlich besser, wenn die Erhitzung länger als 30 Sekunden dauert. Je weiter die Temperatur sinkt, umso mehr Zeit benötigt die optimale Decarboxylierung. Wird zu lange bei hohen Temperaturen erhitzt, dann werden die phenolischen Cannabinoide weiter zu unwirksamen Substanzen oxidiert. Eine zu lange Erhitzung sollte daher ebenso vermieden werden wie eine zu kurze.

Möchte man Cannabisblüten oral einnehmen, so kann zuvor eine Decarboxylierung im Backofen erfolgen. Nach einer Untersuchung an der Universität von Mississippi aus dem Jahr 2016 wurde bei einer Temperatur von 100 Grad eine vollständige Decarboxylierung frühestens nach 60 Minuten, bei 110 Grad frühestens nach 30 Minuten, bei 130 Grad frühestens nach neun Minuten und bei 145 Grad frühestens nach sechs Minuten erzielt.[217] Bei der praktischen Anwendung dieser Studienergebnisse ist es ratsam, einige Minuten dranzuhängen, damit die Feuchtigkeit in dieser Zeit vollständig aus den Cannabisblüten verschwindet. Sinnvoll ist beispielsweise eine Erhitzung im Backofen für

15 bis 20 Minuten bei 140 Grad oder für 30 bis 40 Minuten bei 120 Grad. Es kommt nicht auf die exakte Temperatur und Dauer an. Anschließend kann man kleine Dosen von dem trockenen, leicht zu pulverisierenden Blütenmaterial auf einer Feinwaage abwiegen und einnehmen. Eine hundertprozentige Decarboxylierung gelingt nicht und muss auch nicht erreicht werden. Der Rest kann für die Verwendung in den nächsten Tagen und Wochen im Kühlschrank aufbewahrt werden.

Inhalation natürlicher Cannabisprodukte

Eine weitverbreitete Einnahmeform von Cannabis ist das Inhalieren von Rauch. Dafür werden entweder Cannabiszigaretten geraucht oder Pfeifen beziehungsweise moderne Rauchutensilien benutzt. Pur-Pfeifen sind kleine Pfeifen aus Metall oder Holz, mit denen sowohl Cannabisblüten als auch Haschisch ohne weitere Zusätze geraucht werden können. Cannabiszigaretten enthalten oft Cannabis, das mit Tabak gemischt wurde. Der wesentliche Nachteil des Rauchens von Cannabisprodukten besteht darin, dass die im Rauch vorhandenen Verbrennungsprodukte die Atemwege schädigen können.

Die medizinische Anwendung von Cannabisblüten erfolgt zunehmend mit Hilfe von Vaporisatoren (Verdampfer), die Cannabis bis zu einer Temperatur von 190 bis 210 Grad erhitzen. Dies führt zwar zu einer Verdampfung des THC (ab etwa 157 Grad) und anderer Cannabinoide, liegt jedoch unterhalb der Verbrennungstemperaturen vieler Pflanzenstoffe, wodurch der Gehalt an Teer und anderen schädigenden Stoffen im Rauch erheblich vermindert werden kann.

Nach der Inhalation tritt die Wirkung des Cannabis meist schon nach wenigen Sekunden bis Minuten ein. Nach 20 bis 30 Minuten erreicht sie ihren Höhepunkt und hält insgesamt etwa zwei bis drei Stunden an. Die rasche Wirkung der Inhalation wird von vielen Patient*innen als Vorteil angesehen, da dadurch eine genaue Dosierung erfolgen kann. Ein weiterer Vorteil der Inhalation ist die vergleichsweise hohe Ausbeute an THC. Bei dem Rauchen einer Cannabiszigarette gelangen etwa 15 bis 25 Prozent oder mehr des enthaltenen THC in die Blutbahn, ein weiterer Teil geht durch Verbrennung und Entweichen in die Umgebung verloren. Durch die Verwendung einer Pfeife, eines Vaporizers oder durch eine effektive Rauchtechnik kann diese Ausbeute noch auf maximal etwa 50 bis 60 Prozent gesteigert werden.

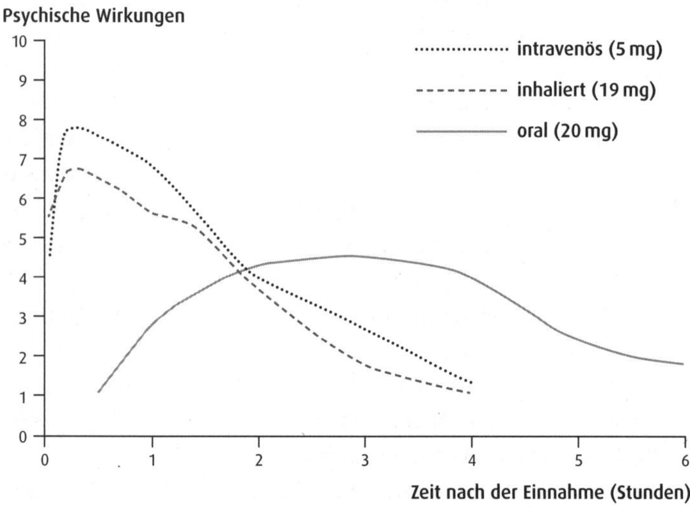

Zeitlicher Verlauf der subjektiv erlebten psychischen THC-Wirkungen nach drei Applikationsrouten. Mittelwert von 11 Männern (18–35 Jahre alt) auf einer Skala von 0 bis 10, wobei 10 die maximale von den Teilnehmern je erreichte psychische Wirkung bezeichnet und 0 vollständige Nüchternheit.

(Modifiziert nach Abbildungen von Hollister et al. 1981.)

Orale Einnahme natürlicher Cannabisprodukte

Cannabisblüten können auch in Form von Tropfen, Kapseln, Plätzchen, Kuchen, Tee oder Kakao eingenommen werden. Da der Wirkstoff THC jedoch nicht in Wasser löslich ist, sollte beim Backen und Kochen mit Cannabis darauf geachtet werden, dass der jeweiligen Zubereitung Fett zugesetzt wird. Bei Tee könnte dies zum Beispiel durch die Zugabe von etwas Sahne erfolgen. Bei der oralen Aufnahme von Cannabis tritt die Wirkung wesentlich später ein als nach der Inhalation von Rauch. So braucht es etwa 30 bis 90 Minuten, bis sich Effekte bemerkbar machen. Dafür klingt die Wirkung sehr langsam ab – bei hoher Dosierung kann sie mehr als acht Stunden andauern. Das Maximum der psychischen Cannabiswirkung wird nach etwa zwei Stunden erreicht. Viele Patient*innen mit unterschiedlichen Symptomen kommen häufig mit einer abendlichen Gabe aus.

Bei der oralen Einnahme von Cannabisprodukten wird der größte Teil des THC über den Magen-Darm-Trakt ins Blut aufgenommen. Jedoch wird ein Teil des Wirkstoffes zuvor von der Magensäure zerstört und der größte Teil des in die Blutbahn aufgenommenen THC sofort in der Leber abgebaut. Aus diesem Grund gelangt bei oraler Einnahme vergleichsweise weniger THC zur Wirkung als beim Rauchen von Cannabisprodukten. Allerdings weist das wichtigste in der Leber gebildete THC-Stoffwechselprodukt, das 11-Hydroxy-THC (11-OH-THC), ähnliche pharmakologische Wirkungen auf wie THC.

Die orale Aufnahme birgt nicht die Gefahren, die eine Inhalation schädlicher Substanzen mit sich bringt. Die verzögerte Wirkung bei der Aufnahme von Cannabis kann im Einzelfall Vorteile oder Nachteile bieten. Vorteilhaft kann die lange Wirkungsdauer sein, wenn Beschwerden über einen längeren Zeitraum, zum Beispiel während der Nacht, gelindert werden sollen. Da die Wirkung jedoch verzögert eintritt, wird die Findung der individuell passenden Dosis erschwert.

Erhöhung der Wirksamkeit durch gleichzeitige Einnahme von Fett

In einer Ende 2018 veröffentlichten Studie konnten britische Forscher nachweisen, dass die Bioverfügbarkeit von oral verabreichtem CBD durch die gleichzeitige Einnahme eines ausgiebigen fettreichen Frühstücks um mehr als das Vierfache erhöht wurde.[218] Das bedeutet, dass man beispielsweise mit einer Tagesdosis von 200 Milligramm Wirkungen erzielen kann, die denen von 800 Milligramm auf nüchternen Magen entsprechen. Solche hohen Dosen wurden in klinischen Studien bei Patient*innen mit Epilepsie oder schizophrener Psychose eingesetzt, sind aber im Allgemeinen von den Betroffenen nicht finanzierbar. In der britischen placebokontrollierten Studie erhielten zwölf Teilnehmer eine Dosis von 1500 Milligramm CBD entweder auf nüchternen Magen oder zusammen mit einem fettreichen Frühstück. Dieses bestand aus etwa 900 Kilokalorien mit zwei in 15 Gramm Butter gebratenen Eiern, 40 Gramm Speck, 115 Gramm Bratkartoffeln und zwei Schreiben Toastbrot mit 15 Gramm Butter und 240 Milliliter fettreicher Milch. Diese Mahlzeit aßen die Teilnehmer innerhalb von 20 Minuten. Eine halbe Stunde nach Beginn des Frühstücks nahmen sie dann das CBD ein.

Eine Studie in Kanada bestätigte die Beobachtung der britischen Forscher im Jahr 2019 auch für THC.[219] In der kontrollierten 4-Wege-Crossover-Studie mit 28 gesunden Erwachsenen konnte gezeigt werden, dass die Einnahme von oralem THC zusammen mit einer fettreichen Mahlzeit die systemische Bioverfügbarkeit von THC und seinem Primärmetaboliten 11-Hydroxy-THC um das Zweifache oder mehr erhöht. THC-Kapseln (ein- oder zweimal fünf Milligramm) wurden entweder auf nüchternen Magen oder nach einer fettreichen Mahlzeit verabreicht, die 57 Gramm Fett enthielt (hauptsächlich durch Eier, Milch und Butter). Pflanzliche Fette sind aber vermutlich genauso wirksam.

Es ist nicht ganz klar, wodurch diese Erhöhung der Biover-

PRAXISTIPPS

- Zu Beginn einer Behandlung mit Cannabis sollten Sie mit kleinen Mengen anfangen und diese langsam (alle ein bis zwei Tage) erhöhen, bis die gewünschte Wirkung erzielt wird.
- Wenn das Kraut ungeschützt im Backofen erhitzt wird, um die wirksame Form von THC zu erhalten, sollte die Temperatur nicht über 150 Grad liegen, damit die Cannabinoide nicht verdampfen. Der Siedepunkt von THC beträgt etwa 157 Grad.
- Sie können die Wirksamkeit von Teezubereitungen durch eine vorherige Decarboxylierung im Ofen optimieren. Eine Decarboxylierung in kochendem Wasser (100 Grad) benötigt mindestens eine Stunde und ist damit deutlich zeitaufwendiger.
- Cannabisblüten können auch in zerlassenem Fett aufgelöst werden, um die Cannabinoide vor dem Verdampfen zu schützen. Dazu kann man etwas Fett in der Pfanne erhitzen und dann Cannabis hinzugeben. Zu beachten ist, dass Fette mit einem hohen Siedepunkt verwendet werden, beispielsweise gehärtete Fette wie Palmin oder Biskin, die einen Siedepunkt von 260 bis 290 °C aufweisen.
- Die Qualität der Vaporizer variiert sehr stark. Ein wichtiges Qualitätskriterium ist die Fähigkeit, die angegebene Temperatur konstant zu halten. Durch den Luftstrom, der bei der Inhalation entsteht, kühlt die Luft im Bereich des erhitzten Materials stark ab, sodass große Temperaturschwankungen auftreten können. Nicht immer wurde dieses Problem befriedigend gelöst.

fügbarkeit bewirkt wird. Eine Theorie besagt, dass ein großer Teil der Cannabinoide bei der gleichzeitigen Aufnahme von Fett vom Magen-Darm-Trakt nicht in das Blut und damit in die Leber gelangt, wo der größte Teil gleich abgebaut wird. Stattdessen würden sie direkt in das Lymphsystem und von dort über den Ductus thoracicus in den Körperkreislauf gelangen.

Die Aufnahme pharmazeutischer Cannabisprodukte erfolgt im Allgemeinen ebenfalls oral. Dabei werden entweder Tropfen oder Kapseln, wie zum Beispiel Marinol® oder Canemes®, verwendet. Der Cannabisextrakt Sativex® wird in den Mund gesprüht. Im Unterschied zu den natürlichen Cannabisprodukten weisen die pharmazeutischen Präparate eine definierte und gleichbleibende Wirkstoffkonzentration auf. Dronabinol in alkoholischer Lösung kann auch mit einigen Vaporisatoren inhaliert werden. Dafür werden wenige Tropfen auf ein engmaschiges Metallsieb gegeben.

17 Cannabinoide in anderen Pflanzen

Neben Cannabis enthalten einige weitere Pflanzen Verbindungen, die entweder die gleiche oder eine ähnliche chemische Struktur wie bekannte Cannabinoide aufweisen. Auch gibt es Pflanzenbestandteile mit einer völlig anderen chemischen Struktur, die allerdings Cannabinoidrezeptoren aktivieren.

Strohblumen

In der Untersuchung einer südafrikanischen Strohblumenart (Helichrysum umbraculigerum) konnten elf Resorcinol-Derivate nachgewiesen werden, von denen die meisten eine nahe Verwandtschaft mit Cannabigerol und seiner entsprechenden Säure aufwiesen, die beide auch selbst in der Pflanze vorkommen. Diese Beobachtung hatten Forscher des Instituts für organische Chemie der Technischen Universität Berlin bereits im Jahr 1979 veröffentlicht.[220] Es gibt etwa 600 verschiedene Strohblumenarten, von denen allein 244 in Südafrika wachsen.

Lebermoose

Das neuseeländische Lebermoos Radula marginata der Gattung Radula (Lebermoose) enthält zwei Cannabinoide mit den Namen Perrottetinen und Perrottetinensäure. Japanische Forscher der Tokushima Bunri Universität berichteten im Jahr 2002 erstmals vom Nachweis dieser Cannabinoide.[221] Die Struktur der Perrottetinensäure ähnelt der von THC. Auch das Lebermoos

Radula perrottetii enthält cannabinoidähnliche Strukturen. Im Jahr 2018 wurde nachgewiesen, dass Perrottetinen wie THC an den CB_1-Rezeptor bindet und dadurch ähnliche psychische und therapeutische Wirkungen verursachen kann.[222]

Echinacea purpurea

Zubereitungen von Echinacea purpurea (Purpurroter Sonnenhut) enthalten Alkylamide, die immunmodulatorische Eigenschaften aufweisen und beispielsweise den entzündungsfördernden Botenstoff TNF-Alpha (Tumor-Nekrose-Faktor-Alpha) beeinflussen. Diese Effekte werden durch den Cannabinoid-2-Rezeptor vermittelt. Wird der CB_2-Rezeptor blockiert, so hat der Echinaceaextrakt keinen Einfluss auf die Konzentration von TNF-Alpha. Forscher der Eidgenössisch Technischen Universität Zürich wiesen in einer Veröffentlichung aus dem Jahr 2004 zudem nach, dass die Alkylamide vermutlich die wichtigsten wirksamen Substanzen in Echinacea sind.[223] Bis dahin war unklar gewesen, wie Echinaceaextrakte wirken. Da der CB_2-Rezeptor erst im Jahr 1993 nachgewiesen wurde, ist es nicht verwunderlich, dass der Wirkungsmechanismus medizinischer Präparate aus dem Purpurroten Sonnenhut nicht früher aufgeklärt werden konnte.

Beta-Caryophyllen-haltige Pflanzen

Das ätherische Öl Beta-Caryophyllen aktiviert ebenfalls den CB_2-Rezeptor. Es findet sich reichlich im Cannabis, aber auch in vielen anderen Pflanzen, die in der menschlichen Ernährung eine Rolle spielen, darunter Basilikum, Zimt, Kümmel, schwarzer Pfeffer, Rosmarin und Oregano.

18 Häufige und hartnäckige Irrtümer

Im Laufe der mehr als 25 Jahre, seit denen ich mich bereits mit Cannabis und Cannabinoiden befasse, habe ich nicht selten Irrtümer oder Fehleinschätzungen berichtigen müssen. Das ist in der Medizin völlig normal. Damit wir alle in diesem Bereich besser werden können, ist es wichtig, neue Erkenntnisse aufzunehmen und Fehleinschätzungen zu korrigieren. Ich möchte das an einem einfachen Beispiel sprachlicher beziehungsweise grammatischer Natur kurz erläutern: anhand der Frage, ob Cannabis in der deutschen Sprache männlich, weiblich oder sächlich ist.

In einem wissenschaftlichen Artikel der Deutschen Medizinischen Wochenschrift aus dem Jahr 1890, den ich bereits im Kapitel «Eine kurze Geschichte von Hanf und Mensch» zitiert habe, war Cannabis weiblich: «Die Cannabis ist von constanter Wirkung zur Beseitigung der Schmerzempfindungen und zur Wiederherstellung des Appetits.»[224] Bevor ich 2005 im Duden nachschlug, war ich davon ausgegangen, dass Cannabis in der deutschen Sprache sächlich ist, weil sowohl in offiziellen Schreiben von Behörden als auch in Zeitschriften der Cannabisszene durchgängig von «das Cannabis» die Rede war. Im Duden stand allerdings «der Cannabis». Auch in anderen Bereichen stellte ich immer wieder fest, dass das, was die Mehrheit über Cannabis oder Cannabinoide sagt, nicht unbedingt korrekt sein muss. Das grammatische Geschlecht von Cannabis ist dafür ein einfaches und für viele überraschendes Beispiel.

Einige Jahre später unterhielt ich mich mit einem Bundestagsabgeordneten über einen Gesetzesentwurf. Darin war von «das Cannabis» die Rede. Ich wies ihn darauf hin, dass es laut Duden «der Cannabis» heißt, und er meinte, man werde sich mit der Duden-Redaktion des Deutschen Bundestags in Verbindung setzen. Etwa 2010 habe ich erneut im Duden nachgeschaut. Dort stand jetzt: «Cannabis, der oder das». Seither ist also beides möglich.

Die Veränderung der Grammatik ist ein fast metaphorisches Beispiel dafür, dass sich auch beim Thema Cannabis über die Jahre scheinbar festgefahrene Normen verändern können. Im medizinischen Bereich kommt es immer wieder zu Änderungen von Normen, weil die Fakten die Normen nicht mehr stützen. Beispielsweise wurde noch vor 30 Jahren die Ursache für Autismus in einer gestörten Eltern-Kind-Beziehung gesehen. Die Eltern sollten Schuld an der Erkrankung ihres Kindes haben. Irgendwann ließ sich dieses fürchterliche Dogma, das viele Eltern zur Verzweiflung brachte, nicht mehr halten. Die Psychiatrie musste schließlich einsehen, dass Eltern mit autistischen Kindern nicht anders mit ihren Kindern umgehen wie Eltern von gesunden Kindern.

Wir gehen davon aus, dass wir in einer aufgeklärten Welt leben, in der Irrtümer oder Fehleinschätzungen durch eine sachliche Diskussion ausgeräumt werden können. Man sieht jedoch an Falschmeldungen durch einflussreiche Persönlichkeiten oder Institutionen, dass solche Fehleinschätzungen sich durchaus halten können und von vielen als korrekt wahrgenommen werden. Es gibt eine normative Kraft des Faktischen. Etwas, das bisher von der Allgemeinheit oder von der Wissenschaft als richtig und wahr betrachtet wurde, hält sich sehr hartnäckig. Wer gibt schon gern zu, dass er sein Leben lang oder seit Jahrzehnten mit seiner politischen oder wissenschaftlichen Einschätzung falschgelegen hat? Das braucht manchmal viel Zeit.

Wenn medizinische Expert*innen unterschiedlicher Meinung sind, können Laien oft nur schwer beurteilen, was korrekt und was falsch ist. Als ich begann, mich mit Cannabis zu beschäftigen, habe ich selbst mehrere Jahre benötigt, um herauszufinden, welche Quellen und welche Autoren zuverlässig sind. Für die Grammatik ist der Duden zuständig. Bei anderen Themen ist es oft nicht so einfach.

Korrektur von sieben häufigen Irrtümern

Irrtum Nr. 1: Dronabinol ist kein natürliches Cannabinoid

Dronabinol ist der internationale Freiname (INN) der Weltgesundheitsorganisation (WHO) für (-)-trans-Delta-9-Tetrahydrocannabinol, kurz Delta-9-THC oder nur THC, ein natürliches Cannabinoid der Cannabispflanze. Es ist also kein synthetisches THC, wie oft zu lesen ist, auch in der wissenschaftlichen Literatur, sondern ein natürliches Cannabinoid. Dieser Irrtum lässt sich vermutlich vor allem damit erklären, dass das erste arzneimittelrechtlich zugelassene THC-Präparat, das 1986 in den USA auf den Markt gekommene Marinol®, synthetisch hergestelltes Dronabinol enthält. Man hätte Dronabinol auch aus der Pflanze extrahieren können. Die US-Lebensmittelüberwachungs- und Arzneimittelbehörde FDA (Federal Drug Administration) war jedoch dagegen. Sie wollte ein vollsynthetisches Produkt, damit keine Nähe zu dem illegalen Cannabis entsteht. In Deutschland hat das Unternehmen THC Pharm, das seit 1998 Dronabinol produziert, dieses zunächst durch Isomerisierung (intramolekulare Umwandlung) von CBD aus Faserhanf, also quasi halbsynthetisch gewonnen. In den Niederlanden hat das Unternehmen Echo Pharmaceuticals eine Lutschtablette mit natürlichem Dronabinol (Namisol®) entwickelt.

Irrtum Nr. 2: Cannabisbasierte Medikamente dürfen nur bei sehr schweren Erkrankungen verschrieben werden

Häufig werden von Ärzt*innen und Verbänden die Voraussetzungen für die Verschreibung von Cannabis, die in § 13 Betäubungsmittelgesetz geregelt sind, mit den Voraussetzungen für eine Kostenübernahme THC-reicher Cannabisprodukte durch die gesetzlichen Krankenkassen nach § 31 Abs. 6 SGB V verwechselt. Die Kosten einer Therapie dürfen tatsächlich nur bei schweren Erkrankungen übernommen werden. Häufig besteht zwischen dem behandelnden Arzt oder der behandelnden Ärztin und der Krankenkasse jedoch Uneinigkeit darüber, ob eine Erkrankung schwerwiegend ist. Das Betäubungsmittelgesetz schreibt vor, dass Cannabis – wie auch andere Betäubungsmittel – verschrieben werden darf, wenn seine Anwendung begründet ist. Das kann auch dann der Fall sein, wenn keine schwere Erkrankung vorliegt. Dieser weitverbreitete Irrtum ist vermutlich darauf zurückzuführen, dass sich im Zusammenhang mit der Verschreibung von cannabisbasierten Medikamenten die Diskussion überwiegend um die Kostenübernahme gedreht hat, sodass die Verschreibungsvoraussetzungen aus dem Blickfeld geraten sind. Ausführliche Informationen hierzu finden sich im Kapitel zur Rechtslage der Cannabisnutzung in Deutschland.

Irrtum Nr. 3: Stress schadet dem Endocannabinoidsystem, indem es die Konzentration der Endocannabinoide senkt

In einigen Büchern über CBD und das Endocannabinoidsystem ist zu lesen, dass Stress dem Endocannabinoidsystem schade und die Konzentration der Endocannabinoide im Blut senke. Dieser Annahme liegt ein grundsätzlicher Verständnisfehler zugrunde, der wahrscheinlich daher rührt, dass Endocannabinoide im Gegensatz zu Stress als positiv wahrgenommen werden. Das Endocannabinoidsystem dient vor allem dazu, die Überaktivität anderer Neurotransmitter (zum Beispiel Glutamat, GABA, Noradrenalin, Glycin etc.) zu normalisieren. Wenn eine gesteigerte Aktivität von Neurotransmittern vorhanden ist, dann werden vermehrt Endocannabinoide freigesetzt, um diese Aktivität wieder zurückzufahren. Steht der Körper unter Stress, ist die Konzentration der Endocannabinoide daher hoch. Starke sportliche Aktivität, die mit Anstrengung bis an die Belastungsgrenze verbunden ist, aktiviert ebenfalls das Endocannabinoidsystem. Ein Zustand von Entspannung und Gelassenheit ist unter anderem dadurch charakterisiert, dass die Aktivität des Endocannabinoidsystems und die Konzentrationen der bekanntesten Endocannabinoide 2-AG und Anandamid niedrig sind. Ein gutes Endocannabinoidsystem zeichnet sich also nicht durch hohe Endocannabinoidspiegel aus, sondern dadurch, dass es angemessen auf die biologischen Anforderungen beziehungsweise Bedingungen reagiert.

Irrtum Nr. 4: Cannabisblüten sind teurer als standardisierte Extrakte oder einzelne Cannabinoide

Ein auch bei Krankenkassen und kassenärztlichen Vereinigungen weitverbreiteter Irrtum ist die Annahme, dass die Therapie mit Medizinalcannabisblüten teurer sei als die mit reinem THC (Dronabinol) oder standardisierten oralen Cannabisextrakten. Dabei ist pharmakologisch unbestritten, dass die Wirkstärke von Dronabinol nach inhalativer oder oraler Einnahme etwa gleich ist, wenn auch die Wirkung unterschiedlich schnell eintritt und unterschiedlich lange anhält.

Ein Gramm einer Medizinalcannabissorte mit 20 Prozent Dronabinol enthält 200 Milligramm dieses Wirkstoffs. Wenn man dafür in deutschen Apotheken etwa 23 Euro bezahlt, wie kann dann reines Dronabinol in Tropfenform, von dem 500 Milligramm etwa 430 Euro kosten, als preiswerter wahrgenommen werden?

Kosten verschiedener Präparate, bezogen auf 1000 Milligramm THC / Dronabinol (Quelle: ACM-Magazin)

Ölige Dronabinoltropfen	ca. 800 Euro
Sativex®	ca. 380 Euro
Tilary-Exrakt THC 25	ca. 655 Euro
Cannabisextrakt nach NRF 22.11 aus Bedrocan-Blüten	ca. 250 Euro
Cannabisblüten (z. B. Sorte mit 8 % THC)	ca. 250 Euro
Cannabisblüten (z. B. Sorte mit 22 % THC)	ca. 90 Euro

Dieser Irrtum hat gravierende Folgen für das Verschreibungsverhalten von Ärzt*innen, da diese an das Wirtschaftlichkeitsgebot gebunden sind. Er kann am ehesten historisch nachvollzogen werden. Viele ehemalige Inhaber*innen einer Ausnahmeerlaubnis für Cannabisblüten nach § 3 Abs. 2 Betäubungsmittelgesetz der Jahre 2007 bis 2016 hatten einen Tagesbedarf von ein bis vier Gramm. Meistens hatten sie schon viele Jahre illegal Cannabis verwendet, um ihre Leiden zu lindern, und im Laufe der Jahre eine Toleranz gegen diese Präparate wechselnder Herkunft entwickelt. Entsprechend wurde die Verschreibungshöchstmenge für Cannabisblüten vom Gesetzgeber pragmatisch auf 100 Gramm pro Monat festgesetzt. Zum Vergleich: Die monatlichen Verschreibungshöchstmengen für Dronabinol betragen 500 Milligramm und für Dronabinol in Cannabisextrakten 1000 Milligramm. Ein Gramm Cannabisblüten enthält je nach Sorte etwa 60 bis 240 Milligramm Dronabinol. Die Verschreibungshöchstmengen werden nun vielfach als wirkungsäquivalent betrachtet. Das funktioniert natürlich schon allein aus pharmakologischer Sicht nicht. Ich kann einen Patienten, der täglich 0,5 Gramm einer Cannabisblüte mit 20 Prozent Dronabinol, also täglich 100 Milligramm Dronabinol verwendet, nicht auf 20 Milligramm orales Dronabinol umstellen und dabei – wie wir gesehen haben – die gleiche Wirkung erwarten. Dies ist der Grund, warum viele Patient*innen berichten, dass Dronabinol oder Sativex® bei ihnen nicht wirke, die Blüten hingegen helfen. Dronabinol ist in diesen Fällen meistens einfach unterdosiert. Ich kann durchaus jemanden, der 20 Milligramm orales Dronabinol benötigt, auf 0,1 Gramm Cannabisblüten mit 20 Prozent Dronabinol, entsprechend 20 Milligramm inhaliertes Dronabinol, umstellen. Viele meiner Patient*innen brauchen täglich nicht mehr als 0,05 oder 0,1 Gramm Cannabisblüten. Diese Patient*innen beantragen im Allgemeinen keine Kostenübernahme, sodass sie von den Krankenkassen überhaupt nicht wahrgenommen werden. Wie sollten diese also ihre Meinung ändern können, wenn sie nur mit Patient*innen zu tun haben, die einen Tagesbedarf von mehr als 0,5 Gramm Cannabisblüten haben?

Irrtum Nr. 5: Es gibt natürliche Hanfextrakte mit deutlich mehr als fünf Prozent CBD

Auf vielen Internetseiten werden natürliche CBD-Extrakte mit einem Gehalt von zehn oder 20 Prozent CBD angeboten. Das kann es allerdings nicht geben, wenn nicht gleichzeitig der zulässige THC-Gehalt überschritten wird. Nach meiner Kenntnis geht natürliches CBD in Faserhanf mit einem bestimmten Minimum an THC einher. Es kann also beispielsweise keinen natürlichen Extrakt mit 20 Prozent CBD und 0,05 Prozent THC geben. Das CBD-zu-THC-Verhältnis wäre in diesem Fall 400 zu 1. Ein solch hohes Verhältnis existiert in der Natur nicht. Derartige Produkte enthalten daher kristallines, isoliertes, meistens chemisch hergestelltes CBD, dem dann zum Beispiel Hanföl hinzugefügt wurde, um es zu verdünnen.

Irrtum Nr. 6: Cannabinoide werden vom Körper schlecht aufgenommen

Ich lese gelegentlich Aussagen, wie etwa «Cannabinoide sind schwer wasserlösliche Pflanzenstoffe und damit kaum vom menschlichen Organismus resorbierbar». Das ist nicht korrekt. Cannabinoide werden im Magen-Darm-Trakt beinahe zu 100 Prozent aufgenommen. Nur ein kleiner Teil wird durch die Magensäure abgebaut. Trotzdem ist die Bioverfügbarkeit nach oraler Einnahme vergleichsweise gering. Dies liegt aber nicht an einer schlechten Aufnahme, sondern daran, dass die Cannabinoide, nachdem sie aufgenommen worden sind, normalerweise vom Magen und oberen Dünndarmbereich über die Pfortader in die Leber gelangen und dort zum größten Teil abgebaut werden. THC wird zunächst überwiegend zu 11-Hydroxy-THC und dann zu THC-Carbonsäure verarbeitet. Es bleibt eine systemische Bioverfügbarkeit von etwa drei bis zwölf Prozent. Systemische Bioverfügbarkeit bezeichnet den Anteil von THC, der dann von der Leber in den Gesamtkreislauf gelangt. Die Leber ist also sehr aktiv. Diese Bioverfügbarkeit kann durch die gleichzeitige Aufnahme von viel Fett verbessert werden (mehr dazu im Kapitel «Die optimale Einnahme von Cannabisprodukten»).

Irrtum Nr. 7: Bei der inhalativen Aufnahme kann nicht so gut dosiert werden wie bei der oralen Einnahme

Gelegentlich wird behauptet, dass bei einer oralen Einnahme, etwa in Form von Tropfen, eine genauere Dosierung von Cannabinoiden möglich ist als bei der inhalativen Einnahme. Dem liegt ein pharmakokinetischer Irrtum zugrunde. Die systemische Bioverfügbarkeit nach oraler Einnahme ist sowohl zwischen verschiedenen Personen (interindividuelle Variabilität) als auch bei der gleichen Person (intraindividuelle Variabilität) sehr variabel. Das zeigt die große Variation der systemischen Bioverfügbarkeit, beispielsweise in Abhängigkeit von der Nahrungsaufnahme (siehe das Kapitel zur optimalen Einnahme von Cannabisprodukten). Entscheidend ist, dass bei der oralen Einnahme und bei der Inhalation möglichst immer die gleichen Bedingungen eingehalten werden. Es ist ratsam, orale Präparate beispielsweise stets auf nüchternen Magen oder mit dem Frühstück oder Abendessen einzunehmen, um ähnliche Effekte zu erzielen. Bei der inhalativen Einnahme empfiehlt sich eine ähnliche Art der Standardisierung, die sich auf die Inhalationstiefe, die eingestellte Temperatur des Verdampfers und die abgewogene Menge bezieht.

Glossar

11-Hydroxy-THC (11-OH-THC) ist ein Stoffwechselprodukt des THC, das in der Leber entsteht. Es hat ähnliche Wirkungen wie die Muttersubstanz THC.

BfArM ist die Abkürzung für Bundesinstitut für Arzneimittel und Medizinprodukte. Das BfArM ist eine selbständige Bundesbehörde im Geschäftsbereich des Bundesministeriums der Gesundheit. Die Bundesopiumstelle ist Teil des BfArM.

BTMG steht für Betäubungsmittelgesetz. Es bildet den rechtlichen Rahmen für den Umgang mit Betäubungsmitteln. So ist im § 13 BTMG geregelt, unter welchen Voraussetzungen Ärzt*innen Betäubungsmittel, darunter THC-haltige cannabisbasierte Medikamente, verschreiben dürfen.

Bundesopiumstelle heißt jene Abteilung des BfArM, die den Umgang mit Betäubungsmitteln, darunter auch mit Medizinalcannabis, regelt.

Canemes® ist ein in Deutschland für die Behandlung von Übelkeit bei Krebschemotherapie zugelassenes Nabilon-Medikament.

Cannabinoide sind die mehr als 120 spezifischen Inhaltsstoffe der Hanfpflanze. Die pharmakologisch wichtigsten Cannabinoide im Hanf sind Dronabinol, besser bekannt als THC (Delta-9-Tetrahydrocannabinol), und CBD (Cannabidiol).

Cannabinoidrezeptoren sind spezifische Bindestellen auf fast allen Körperzellen, an die Endocannabinoide und pflanzliche Cannabinoide «andocken» und dadurch bestimmte Reaktionen auslösen können.

Cannabis sativa L., kurz Cannabis, ist der lateinische Gattungsname für die Hanfpflanze. Zusammen mit der Gattung Hopfen gehört Cannabis zur Familie der Cannabidaceae (Cannabisartigen).

Cannabisöl ist kein eindeutig definierter Begriff, sodass er mehr verwirrt als klarstellt. Manchmal ist damit ein Speiseöl aus Hanfsamen gemeint, manchmal unterschiedliche Hanfextrakte in öliger Lösung und manchmal Haschischöl. Dieser Begriff sollte daher nicht verwendet werden.

CBC ist die Abkürzung für Cannabichromen. Dieses Cannabinoid kann beispielsweise die schmerzstillende Wirkung von THC verstärken.

CBD ist die Abkürzung für Cannabidiol, ein Cannabinoid der Hanfpflanze. Es weist viele bemerkenswerte therapeutische Eigenschaften auf, ohne psychedelisch zu wirken.

CBDA ist die Abkürzung für Cannabidiol-Säure, eine Vorstufe des CBD. Durch Decarboxylierung, der meistens durch Erhitzen (verdampfen, rauchen, backen, kochen) erzielten Abspaltung von Kohlenstoffdioxid-Molekülen, kann es in CBD umgewandelt werden.

CBG ist die Abkürzung für Cannabigerol. Dieses Cannabinoid zeigt keine psychischen Wirkungen. Es wirkt unter anderem stark antibakteriell, sodass es möglicherweise als Antibiotikum eingesetzt werden könnte.

Delta-9-Tetrahydrocannabinol ist ein Cannabinoid der Hanfpflanze, kurz: THC oder Delta-9-THC. Er ist sowohl für den charakteristischen Cannabisrausch («High») verantwortlich als auch für die meisten arzneilichen Wirkungen. Ein anderer Name ist Dronabinol.

Dronabinol ist der internationale Freiname (INN, international non-proprietary name) für das natürlich in der Hanfpflanze vorkommende THC. Dronabinol darf in Deutschland und Österreich auf einem Betäubungsmittelrezept verschrieben werden.

Endocannabinoide sind Substanzen, die vom Körper selbst gebildet werden. Es handelt sich um natürliche Botenstoffe des Körpers. Ihre Wirkung beruht zum Teil auf der Bindung an Cannabinoidrezeptoren.

Hanf ist eine grüne, in der Regel einjährige Pflanze (lateinisch: Cannabis sativa L.). THC-arme Hanfsorten werden oft als Faserhanf bezeichnet. THC-reiche Hanfsorten können Drogenhanf genannt werden. Aus ihm wird Marihuana (Cannabiskraut, Cannabisblüten) und Haschisch (Cannabisharz) gewonnen.

Hanföl beziehungsweise **Hanfsamenöl** ist ein Speiseöl aus den Samen (Nüssen) des Hanfes. Es ist reich an mehrfach ungesättigten Fettsäuren.

Haschisch (= Cannabisharz) wird das von entsprechenden Drüsen abgegebene Harz der Hanfpflanze genannt. Es ist besonders reich an THC mit Konzentrationen von 3 bis 45 Prozent. Haschisch wird meistens in Form kleiner Platten verkauft. Minderwertige Ware kann gestreckt sein, beispielsweise mit Fett oder Hennapulver.

Marihuana (= Cannabiskraut) sind getrocknete Blüten (Cannabisblüten) und Blätter des Drogenhanfes. Da weibliche Hanfpflanzen wesentlich THC-reicher sind als die männlichen, werden nur die weiblichen Pflanzen zur Gewinnung von Marihuana (THC-Gehalt: 2–25 Prozent) verwendet. Die Blüten sind THC-reicher als die Blätter. Gute Qualität besteht nur aus Cannabisblüten. Die in Deutschland erhältlichen Medizinalcannabisblüten stammen von illegalen Sorten ab.

Marinol® ist ein synthetisches Dronabinol-Präparat in Kapselform von Solvay Pharmaceuticals.

Nabilon ist ein synthetischer Abkömmling von THC, der in einigen Ländern unter dem Namen Canemes® arzneimittelrechtlich zugelassen ist. Ein Milligramm Nabilon wirkt etwa so stark wie sieben bis acht Milligramm Dronabinol.

Sativex® ist ein alkoholischer Cannabisextrakt, der in vielen Ländern für die Behandlung von multipler Sklerose arzneimittelrechtlich zugelassen ist. Er wird in einer Packung mit drei Fläschchen zu zehn Milliliter verkauft und in den Mund gesprüht. In ihm sind CBD und THC zu etwa gleichen Teilen enthalten.

THC ist die Abkürzung für Tetrahydrocannabinol, wobei meistens das in der Pflanze natürlich vorkommende (-)-trans-Isomer des Delta-9-THC, auch Dronabinol genannt, gemeint ist.

THCA ist die Abkürzung für Tetrahydrocannabinol-Säure, eine Vorstufe des THC. Durch Decarboxylierung, der meistens durch Erhitzen (verdampfen, rauchen, backen, kochen) erzielten Abspaltung von Kohlenstoffdioxid-Molekülen, kann es in THC umgewandelt werden.

THC-COOH ist die Abkürzung für 11-nor-9-carboxy-Tetrahydrocannabinol, ein Stoffwechselprodukt des THC, das keine psychischen Wirkungen zeigt. Bei Blutuntersuchungen auf THC werden meistens auch die Stoffwechselprodukte 11-OH-THC und THC-COOH bestimmt. THC-COOH ist deutlich länger im Blut nachweisbar als THC.

THCV ist die Abkürzung für Tetrahydrocannabivarin. Es gehört zur THC-Gruppe der Cannabinoide, wirkt jedoch anders als THC. Je nach Dosis kann es den Cannabinoid-1-Rezeptor im Gegensatz zu THC nicht aktivieren, sondern blockieren. Daher wird erforscht, ob es den Appetit zügeln und damit bei Übergewicht helfen kann.

Weiterführende Literatur

Fankhauser M., Eigenmann D. Cannabis in der Medizin: Praxis – Präparate – Forschung. Solothurn, Schweiz: Nachtschatten Verlag, 2020.

Grotenhermen F., Häußermann K. Cannabis: Verordnungshilfe für Ärzte. Stuttgart: Wissenschaftliche Verlagsgesellschaft, 2019 (3. erweiterte Aufl.).

Grotenhermen F. Cannabidiol: Ein Cannabinoid mit Potenzial. Solothurn, Schweiz: Nachtschatten Verlag, 2017.

Grotenhermen F. Cannabis gegen Krebs: Der Stand der Wissenschaft und praktische Folgerungen für die Therapie. Solothurn, Schweiz: Nachtschatten Verlag, 2017.

Grotenhermen F. Die Behandlung mit Cannabis. Solothurn, Schweiz: Nachtschatten Verlag, 2019.

Häußermann K., Grotenhermen F., Milz E. Cannabis: Arbeitshilfe für die Apotheke. Stuttgart: Deutscher Apotheker Verlag, 2017 (2. erweiterte Aufl.).

Müller-Vahl K., Grotenhermen F. (Hrsg.) Cannabis und Cannabinoide in der Medizin. Berlin: Medizinisch Wissenschaftliche Verlagsgesellschaft, 2019.

Pertwee R. (Hrsg.) Handbook of Cannabis. Oxford: Oxford University Press, 2014.

Adressen

Das Internet bietet eine Anzahl seriöser Informationsquellen zum therapeutischen Einsatz cannabisbasierter Medikamente, darunter die ACM (Arbeitsgemeinschaft Cannabis als Medizin e. V.), die IACM (Internationale Arbeitsgemeinschaft für Cannabinoidmedikamente e. V.) und das BfArM (Bundesinstitut für Arzneimittel und Medizinprodukte).

IACM

Auf der Internetseite der IACM kann ein Rundbrief zu aktuellen wissenschaftlichen und politischen Entwicklungen abonniert werden, der seit dem Jahr 2000 alle zwei Wochen in mehreren Sprachen erscheint. Dadurch ist eine umfangreiche Datenbank mit einer Vielzahl von Informationen zu Studien mit Cannabis und einzelnen Cannabinoiden bei unterschiedlichen Erkrankungen und Symptomen sowie zu möglichen Nebenwirkungen einer Cannabistherapie und Wechselwirkungen mit anderen Medikamenten entstanden. Sie kann komfortabel nach Stichworten durchsucht werden. Die wissenschaftliche Zeitschrift der IACM «Cannabis and Cannabinoid Research» bietet tiefergehende Informationen für Ärzte und Wissenschaftler.

IACM e. V.
Bahnhofsallee 9
32839 Steinheim
Telefon: 0 52 33 – 9 53 92 13
E-Mail: info@cannabis-med.org
Webseite: www.cannabis-med.org

ACM

Auf der Internetseite der Arbeitsgemeinschaft Cannabis als Medizin e. V. kann ebenfalls ein Newsletter (ACM-Mitteilungen) abonniert werden, der sich mit Entwicklungen im deutschsprachigen Raum befasst. Die ACM bietet ein kostenloses Patiententelefon für Fragen aller Art, kostenlose Cannabisausweise, die vom Arzt ausgefüllt werden können, Adressen von Selbsthilfegruppen und weitere Informationen an. Die ACM ist die Kontaktstelle für das SCM (Selbsthilfenetzwerk Cannabis Medizin), eine Arbeitsgruppe von Patienten innerhalb der ACM, und bietet eine interne Mailingliste für Ärzt*innen, die sich dort in einem geschützten Raum austauschen.

ACM e. V.
Bahnhofsallee 9
32839 Steinheim
Telefon: 0 52 33 – 9 70 85 72
E-Mail: info@arbeitsgemeinschaft-cannabis-medizin.de
Webseite: www.arbeitsgemeinschaft-cannabis-medizin.de

BfArM

Das BfArM (Bundesinstitut für Arzneimittel und Medizinprodukte) bietet ebenfalls eine Suchfunktion und einen monatlichen Newsletter sowie Informationen zu den Möglichkeiten der medizinischen Verwendung von Cannabisprodukten in Deutschland. Bei der Bundesopiumstelle des BfArM können alle niedergelassenen Ärztinnen und Ärzte kostenlos Betäubungsmittelrezepte bestellen. Diese werden für die Verschreibung THC-haltiger Medikamente benötigt. Auf der Webseite finden sich auch Formulare zur Mitnahme von Betäubungsmitteln ins Ausland, die vor einer Auslandsreise vom behandelnden Arzt und dem Gesundheitsamt ausgefüllt und beglaubigt werden müssen.

BfArM
– Bundesopiumstelle –
Kurt-Georg-Kiesinger-Allee 3
53175 Bonn
Telefon: 02 28 – 99 30 70
E-Mail: btm@bfarm.de
Webseite: www.bfarm.de

Quellen

1 Karniol, I. G., Carlini, E. A., «The content of (-) 9 -trans-tetrahydrocannabinol (9 -thc) does not explain all biological activity of some Brazilian marihuana samples», in: Journal of Pharmacy and Pharmacology 24 (1972), 10, S. 833–834.

2 Thompson, G. R., Rosenkrantz, H., Schaeppi, U. H., Braude, M. C., «Comparison of acute oral toxicity of cannabinoids in rats, dogs and monkeys», in: Toxicology and Applied Pharmacology 25 (1973), S. 363–372.

3 Taylor, L., Gidal, B., Blakey, G., Tayo, B., Morrison, G., «A Phase I, Randomized, Double-Blind, Placebo-Controlled, Single Ascending Dose, Multiple Dose, and Food Effect Trial of the Safety, Tolerability and Pharmacokinetics of Highly Purified Cannabidiol in Healthy Subjects», in: CNS Drugs 32 (2018), 11, S. 1053–1067.

4 Grotenhermen, F., «Non-psychological adverse effects», in: Pertwee, R., ed., Handbook of Cannabis. Oxford: Oxford University Pres (2014), S. 674–691.

5 Jones, R. T., Benowitz, N., Herning, R. I., «The clinical relevance of cannabis tolerance and dependence», in: Journal of Clinical Pharmacology 21 (1981), S. 143–152.

6 Taylor, L., Crockett, J., Tayo, B., Checketts, D., Sommerville, K., «Abrupt withdrawal of cannabidiol (CBD): A randomized trial», in: Epilepsy & Behavior 104 (2020), Pt A, 106938.

7 https://elifesciences.org/articles/57591

8 See, G., «Anwendung der Cannabis indica in der Behandlung der Neurosen und gastrischen Dyspepsieen», in: Deutsche Medizinische Wochenschrift 16 (1890), 34, S. 771–774.

9 O'Shaugnessy, W. B., «On the preparations of the Indian hemp, or Gunjah», in: Provincial Medical Journal and Retrospect of the Medical Sciences (Nachdruck) 5 (1843), 123, S. 363–369.

10 Fronmüller, B., «Klinische Studien über die schlafmachende Wirkung der narkotischen Arzneimittel», Erlangen, 1869, S. 69.

11 Reynolds, J. R., «Therapeutic uses and toxic effects of Cannabis indica», in: The Lancet 1 (1890), S. 639.

12 Hartwich, C., «Hanf», in Hartwich, C., «Die menschlichen Genussmittel.

Ihre Herkunft, Verbreitung, Geschichte, Anwendung, Bestandteile und Wirkung», Leipzig: Chr. Herm. Tauchnitz, 1911, S. 221–238.

13 Loewe, S., «Cannabiswirkstoffe und Pharmakologie der Cannabinole», in: Archiv für Experimentelle Pathologie und Pharmakologie 211 (1950), S. 175–193.

14 Fankhauser, M., Eigenmann, D., «Cannabis in der Medizin», Solothurn, Schweiz: Nachtschatten Verlag, 2020.

15 Curry, A., «Warum die Skythen heulten», in: National Geographic (2015), Heft 3, S. 26–27. Verfügbar online unter: https://www.nationalgeographic.de/geschichte-und-kultur/warum-die-skythen-heulten

16 Ren, M., Tang, Z., Wu, X., Spengler, R., Jiang, H., Yang, Y., Boivin, N., «The origins of cannabis smoking: Chemical residue evidence from the first millennium BCE in the Pamirs», in: Science Advances 5 (2019), 6, eaaw1391.

17 Fankhauser, M., «Kulturgeschichte der medizinischen Verwendung», in: Müller-Vahl, K., Grotenhermen, F. (Hrsg.), «Cannabis und Cannabinoide in der Medizin», Berlin: Medizinisch Wissenschaftliche Verlagsgesellschaft, 2019, S. 12–22.

18 ElSohly, M. «Chemische Bestandteile von Cannabis», in: Grotenhermen F. (Hrsg.), Cannabis und Cannabinoide. Pharmakologie, Toxikologie und therapeutisches Potential. Göttingen: Hans Huber, 2001 (1. Aufl.), 2004 (2. erweiterte und ergänzte Ausgabe), S. 45–55.

19 Palomares, B., Garrido-Rodriguez, M., Gonzalo-Consuegra, C., Gómez-Cañas, M., Saen- Oon, S., Soliva, R., Collado, J. A., Fernández-Ruiz, J., Morello, G., Calzado, M. A., Appendino, G., Muñoz, E., «Δ9 -Tetrahydrocannabinolic acid alleviates collagen-induced arthritis: Role of PPARY and CB 1 receptors», in: British Journal of Pharmacology. 8. Jun 2020.

20 Russo, E. B., «Cannabis Therapeutics and the Future of Neurology», in: Frontiers in Integrative Neuroscience 12 (2018), S. 51.

21 Ligresti, A., Moriello, A. S., Starowicz, K., Matias, I., Pisanti, S., De Petrocellis, L., Laezza, C., Portella, G., Bifulco, M., Di Marzo, V., «Antitumor activity of plant cannabinoids with emphasis on the effect of cannabidiol on human breast carcinoma», in: Journal of Pharmacology and Experimental Therapeutics 318 (2006), 3, S. 1375–1387.

22 Espadas, I., Keifman. E., Palomo-Garo, C., Burgaz, S., García, C., Fernández-Ruiz, J., Moratalla, R. «Beneficial effects of the phytocannabinoid Δ9-THCV in L-DOPA-induced dyskinesia in Parkinson's disease», in: Neurobiology of Disease (Juli 2020) Jul, 141: 104892.

23 Grotenhermen, F., «Phytocannabinoide», in: von Heyden, M., Jungaberle, H., Majić, T. (Hrsg.), Handbuch Psychoaktive Substanzen, Berlin: Springer, 2018, S. 659–668.

24 Jadoon, K. A., Ratcliffe, S. H., Barrett, D. A., Thomas, E. L., Stott, C., Bell, J. D., O'Sullivan, S. E., Tan, G. D., «Efficacy and Safety of Cannabidiol and Tetrahydrocannabivarin on Glycemic and Lipid Parameters in Patients With Type 2 Diabetes: A Randomized, Double-Blind, Placebo-Controlled, Parallel Group Pilot Study», in: Diabetes Care 39 (2016), 10, S. 1777–1786.

25 Rock, E. M., Limebeer, C. L., Parker, L. A., «Effect of cannabidiolic acid and Δ9-tetrahydrocannabinol on carrageenan-induced hyperalgesia and edema in a rodent model of inflammatory pain», in: Psychopharmacology (Berlin) 235 (2018), 11, S. 3259–3271.

26 Pretzsch, C. M., Voinescu, B., Lythgoe, D., Horder, J., Mendez, M. A., Wichers, R., Ajram, L., Ivin, G., Heasman, M., Edden, R. A. E., Williams, S., Murphy, D. G. M., Daly, E., McAlonan, G. M., «Effects of cannabidivarin (CBDV) on brain excitation and inhibition systems in adults with and without Autism Spectrum Disorder (ASD): a single dose trial during magnetic resonance spectroscopy», in: Translational Psychiatry 9 (2019), 1, S. 313.

27 Vigli, D., Cosentino, L., Raggi, C., Laviola, G., Woolley-Roberts, M., De Filippis, B., «Chronic treatment with the phytocannabinoid Cannabidivarin (CBDV) rescues behavioural alterations and brain atrophy in a mouse model of Rett syndrome», in: Neuropharmacology 140 (2018), S. 121–129.

28 Farha, M. A., El-Halfawy, O. M., Gale, R. T., MacNair, C. R., Carfrae, L. A., Zhang, X., Jentsch, N. G., Magolan, J., Brown, E. D., «Uncovering the Hidden Antibiotic Potential of Cannabis», in: ACS Infectious Diseases 6 (2020), 3, S. 338–346.

29 Wong, H., Cairns, B. E., «Cannabidiol, cannabinol and their combinations act as peripheral analgesics in a rat model of myofascial pain», in: Archives of Oral Biology 104 (2019), S. 33–39.

30 Komori, T., Fujiwara, R., Tanida, M., Nomura, J., Yokoyama, M. M., «Effects of citrus fragrance on immune function and depressive states», in: Neuroimmunomodulation 2 (1995), 3, S. 174–180.

31 Peana, A. T., Rubattu, P., Piga, G. G., Fumagalli, S., Boatto, G., Pippia, P., De Montis, M. G., «Involvement of adenosine A1 and A2A receptors in (-)-linalool-induced antinociception», in: Life Sciences 78 (2006), 21, S. 2471–2474.

32 Elisabetsky, E., Brum, L. F., Souza, D. O., «Anticonvulsant properties of linalool in glutamate-related seizure models», in: Phytomedicine 6 (1999), 2, S. 107–113.

33 Berger, M., Clarke, R. C., «Klassifizierung und Botanik von Cannabis», in: Müller-Vahl, K., Grotenhermen, F. (Hrsg.), Cannabis und Cannabinoide in der Medizin. Berlin: Medizinisch Wissenschaftliche Verlagsgesellschaft, 2019, S. 50–60.

34 Hazekamp, A., Fischedick, J. T., «Cannabis – from cultivar to chemovar», in: Drug Testing and Analysis 4 (2012), 7-8, S. 660–667.

35 Devane, W. A., Dysarz, F. A., Johnson, M. R., Melvin, L. S., Howlett, A. C., «Determination and characterization of a cannabinoid receptor in rat brain», in: Molecular Pharmacology 34 (1988), 5, S. 605–613.

36 Müller-Vahl, K. R., Bindila, L., Lutz, B., Musshoff, F., Skripuletz, T., Baumgaertel, C., Sühs, K. W., «Cerebrospinal fluid endocannabinoid levels in Gilles de la Tourette syndrome», in: Neuropsychopharmacology (2020) 45(8), S. 1323–1329.

37 Russo, E. B., «Clinical Endocannabinoid Deficiency Reconsidered: Current Research Supports the Theory in Migraine, Fibromyalgia, Irritable Bowel, and Other Treatment-Resistant Syndromes», in: Cannabis and Cannabinoid Research (2016) 1(1), S. 154–165.

38 Kataoka, K., Bilkei-Gorzo, A., Nozaki, C., Togo, A., Nakamura, K., Ohta, K., Zimmer, A., Asahi, T., «Age-dependent Alteration in Mitochondrial Dynamics and Autophagy in Hippocampal Neuron of Cannabinoid CB1 Receptor-deficient Mice». in: Brain Research Bulletin 160 (2020), S. 40–49.

39 Hazekamp, A., Ruhaak, R., Zuurman, L., van Gerven, J., Verpoorte, R., «Evaluation of a vaporizing device (Volcano) for the pulmonary administration of tetrahydrocannabinol», in: Journal of Pharmaceutical Sciences 95 (2006), 6, S. 1308–1317.

40 Huestis, M. A., Henningfield, J. E., Cone, E. J., «Blood cannabinoids. I. Absorption of THC and formation of 11-OH-THC and THCCOOH during and after smoking marijuana», in: Journal of Analytical Toxicology 16 (1992), 5, S. 276–282.

41 Frytak, S., Moertel, C. G., Rubin, J., «Metabolic studies of delta-9-tetrahydrocannabinol in cancer patients», in: Cancer Treatment Reports 68 (1984), 12, S. 1427–1431.

42 Grotenhermen, F., «Cannabidiol: Ein Cannabinoid mit Potenzial», Solothurn, Schweiz: Nachtschatten Verlag, 2017.

43 Hobbs, J. M., Vazquez, A. R., Remijan, N. D., Trotter, R. E., McMillan, T. V., Freedman, K. E., Wei, Y., Woelfel, K. A., Arnold, O. R., Wolfe, L. M., Johnson, S. A., Weir, T. L., «Evaluation of pharmacokinetics and acute anti-inflammatory potential of two oral cannabidiol preparations in healthy adults», in: Phytotherapy Research, 8. März 2020.

44 Patel, R. R., Barbosa, C., Brustovetsky, T., Brustovetsky, N., Cummins, T. R., «Aberrant epilepsy-associated mutant Nav1.6 sodium channel activity can be targeted with cannabidiol», in: Brain 139 (2016), Pt 8, S. 2164–2181.

45 Hampson, A. J., Grimaldi, M., Axelrod, J., Wink, D., «Cannabidiol and

(-)Delta-9-tetrahydrocannabinol are neuroprotective antioxidants», in: Proceedings of the National Academy of Sciences of the United States of America 95 (1998), 14, S. 8268–8273.

46 von Wrede, R., Moskau-Hartmann, S., Amarell, N., Surges, R., Erich Elger, C., Helmstaedter, C, «Plant derived versus synthetic cannabidiol: Wishes and commitment of epilepsy patients», in Seizure (2020) 80, S. 92–95.

47 https://www.arbeitsgemeinschaft-cannabis-medizin.de/

48 Biasutti, W. R., Leffers, K. S. H., Callaghan, R. C., «Systematic Review of Cannabis Use and Risk of Occupational Injury», in: Substance Use & Misuse. 2020: S. 1–13.

49 Grotenhermen, F., Häußermann, K., «Cannabis: Verordnungshilfe für Ärzte», Stuttgart: Wissenschaftliche Verlagsgesellschaft, 2019 (3. erweiterte Aufl.).

50 http://cannabis-med.org/nis/data/file/cannabissorten_inhaltsstoffe.pdf

51 Abrams, D. I., Jay, C. A., Shade, S. B., Vizoso, H., Reda, H., Press, S., Kelly, M. E., Rowbotham, M. C., Petersen, K. L., «Cannabis in painful HIV-associated sensory neuropathy: a randomized placebo-controlled trial», in: Neurology 68 (2007), 7, S. 515–521.

52 Rog, D. J., Nurmikko, T. J., Friede, T., Young, C. A., «Randomized, controlled trial of cannabis-based medicine in central pain in multiple sclerosis», in: Neurology 65 (2005), 6, S. 812–819.

53 Pinsger, M., Schimetta, W., Volc, D., Hiermann, E., Riederer, F., Polz, W., «Nutzen einer Add-On-Therapie mit dem synthetischen Cannabinomimetikum Nabilone bei Patienten mit chronischen Schmerzzuständen – eine randomisierte kontrollierte Studie», in: Wiener klinische Wochenschrift 118 (2006), 11–12, S. 327–335.

54 Wilsey, B., Marcotte, T., Tsodikov, A., Millman, J., Bentley, H., Gouaux, B., Fishman, S., «A randomized, placebo-controlled, crossover trial of cannabis cigarettes in neuropathic pain», in: The Journal of Pain 9 (2008), 6, S. 506–521.

55 Nicolodi, M., Sandoval, V., Torrini, A., «Therapeutic use of cannabinoids: dose finding, effects and pilot data of effects in chronic migraine and cluster headache», in: European Journal of Neurology 24 (2017), S. 287.

56 Reinert, A. E., Hibner, M., «Self-reported efficacy of cannabis for endometriosis pain», in: The Journal of Minimally Invasive Gynecology 26 (2019), 7, S. 27.

57 Fiz, J., Durán, M., Capellà, D., Carbonell, J., Farré, M., «Cannabis use in patients with fibromyalgia: effect on symptoms relief and health-related quality of life», in: PLoS One 6 (2011), 4, e18440.

58 Cuñetti, L., Manzo, L., Peyraube, R., Arnaiz, J., Curi, L., Orihuela, S., «Chro-

nic pain treatment with cannabidiol in kidney transplant patients in Uruguay», in: Transplantation Proceedings 50 (2018), 2, S. 461–464.

59 Xu, D. Q., Dai, Y., Zhang, W. F., Wang, J. F., Wang, Y. Y., Zhang, Y., Zhao, Q. L., Li, X., «Rapid identification of MDMB-CHMINACA metabolites using Zebrafish and Human Liver microsomes as the Biotransformation system by LC-QE-HF-MS», in: Journal of Analytical Toxicology, 4. Februar 2020.

60 Nitecka-Buchta, A., Nowak-Wachol, A., Wachol, K., Walczyńska-Dragon, K., Olczyk, P., Batoryna, O., Kempa, W., Baron, S., «Myorelaxant Effect of Transdermal Cannabidiol Application in Patients with TMD: A Randomized, Double-Blind Trial», in: Journal of Clinical Medicine 8 (2019), 11, S. 1886.

61 Eskander, J. P., Spall, J., Spall, A., Shah, R. V., Kaye, A. D., «Cannabidiol (CBD) as a treatment of acute and chronic back pain: A case series and literature review», in: Journal of Opioid Management (Mai/Juni 2020) 16(3), S. 215–218.

62 Blake, D. R., Robson, P., Ho, M., Jubb, R. W., McCabe, C. S., «Preliminary assessment of the efficacy, tolerability and safety of a cannabis-based medicine (Sativex) in the treatment of pain caused by rheumatoid arthritis», in: Rheumatology (Oxford) 45 (2006), 1, S. 50–52.

63 Naftali, T., Bar-Lev Schleider, L., Dotan, I., Lansky, E. P., Sklerovsky Benjaminov, F., Konikoff, F. M., «Cannabis induces a clinical response in patients with Crohn's disease: a prospective placebo-controlled study», in: Clinical Gastroenterology and Hepatology 11 (2013), 10, S. 1276–1280.

64 Karsak, M., Gaffal, E., Date, R., Wang-Eckhardt, L., Rehnelt, J., Petrosino, S., Starowicz, K., Steuder, R., Schlicker, E., Cravatt, B., Mechoulam, R., Buettner, R., Werner, S., Di Marzo, V., Tüting, T., Zimmer, A., «Attenuation of allergic contact dermatitis through the endocannabinoid system», in: Science 316 (Juni 2007), 5830, S. 1494–1497.

65 Ellis, R. J., Peterson, S., Cherner, M., Morgan, E., Schrier, R., Tang, B., Hoenigl, M., Letendre, S., Iudicello, J., «Beneficial Effects of Cannabis on Blood Brain Barrier Function in HIV», in: Clinical Infectious Diseases (2020), ciaa437.

66 Kozela, E., Juknat, A., Gao, F., Kaushansky, N., Coppola, G., Vogel, Z., «Pathways and gene networks mediating the regulatory effects of cannabidiol, a nonpsychoactive cannabinoid, in autoimmune T cells», in: Journal of Neuroinflammation 13 (2016), 1, S. 136.

67 Kozela, E., Juknat, A., Kaushansky, N., Rimmerman, N., Ben-Nun, A., Vogel, Z., «Cannabinoids decrease the th17 inflammatory autoimmune phenotype», in: Journal of Neuroimmune Pharmacology 8 (2013), 5, S. 1265–12676.

68 Hobbs, J. M., Vazquez, A. R., Remijan, N. D., Trotter, R. E., McMillan, T. V.,

Freedman, K. E., Wie, Y., Woelfel, K. A., Arnold, O. R., Wolfe, L. M., Johnson, S. A., Weir, T. L., «Evaluation of pharmacokinetics and acute anti-inflammatory potential of two oral cannabidiol preparations in healthy adults», in: Phytotherapy Research, 8. März 2020.

69 Costiniuk, C. T., Jenabian, M. A., «Acute inflammation and pathogenesis of SARS-CoV-2 infection: Cannabidiol as a potential anti-inflammatory treatment?», in: Cytokine & Growth Factor Reviews (2020), 53, S. 63–65.

70 Couch, D. G., Tasker, C., Theophilidou, E., Lund, J. N., O'Sullivan, S. E., «Cannabidiol and palmitoylethanolamide are anti-inflammatory in the acutely inflamed human colon», in: Clinical Science (London) 131 (2017), 21, S. 2611–2626.

71 Yeshurun, M., Shpilberg, O., Herscovici, C., Shargian, L., Dreyer, J., Peck, A., Israeli, M., Levy-Assaraf, M., Gruenewald, T., Mechoulam, R., Raanani, P., Ram, R., «Cannabidiol for the prevention of Graft-versus-Host-Disease after allogeneic hematopoietic cell transplantation: results of a phase II study», in: Biology of Blood and Marrow Transplantation 21 (2015), 10, S. 1770–1775.

72 Collin, C., Davies, P., Mutiboko, I. K., Ratcliffe, S., für die Sativex Spasticity in MS Study Group, «Randomized controlled trial of cannabis-based medicine in spasticity caused by multiple sclerosis», in: European Journal of Neurology 14 (2007), 3, S. 290–296.

73 Collin, C., Ehler, E., Waberzinek, G., Alsindi, Z., Davies, P., Powell, K., Notcutt, W., O'Leary, C., Ratcliffe, S., Nováková, I., Zapletalova, O., Piková, J., Ambler, Z., «A double-blind, randomized, placebo-controlled, parallel-group study of Sativex, in subjects with symptoms of spasticity due to multiple sclerosis», in: Neurological Research 32 (2010), 5, S. 451–459.

74 Novotna, A., Mares, J., Ratcliffe, S., Novakova, I., Vachova, M., Zapletalova, O., Gasperini, C., Pozzilli, C., Cefaro, L., Comi, G., Rossi, P., Ambler, Z., Stelmasiak, Z., Erdmann, A., Montalban, X., Klimek, A., Davies, P.; Sativex Spasticity Study Group, «A randomized, double-blind, placebo-controlled, parallel-group, enriched-design study of nabiximols* (Sativex®), as add-on therapy, in subjects with refractory spasticity caused by multiple sclerosis», in: European Journal of Neurology 18 (2011), 9, S. 1122–1131.

75 Riva, N., Mora, G., Sorarù, G., Lunetta, C., Ferraro, O. E., Falzone, Y., Leocani, L., Fazio, R., Comola, M., Comi, G.; CANALS Study Group, «Safety and efficacy of nabiximols on spasticity symptoms in patients with motor neuron disease (CANALS): a multicentre, double-blind, randomised, placebo-controlled, phase 2 trial», in: The Lancet Neurology 18 (2019), 2, S. 155–164.

76 Clifford, D. B., «Tetrahydrocannabinol for tremor in multiple sclerosis», in: Annals of Neurology 13 (1983), S. 669–671.

77 Müller-Vahl, K. R., Schneider, U., Prevedel, H., Theloe, K., Kolbe, H., Daldrup, T., Emrich, H. M., «Delta 9-tetrahydrocannabinol (THC) is effective in the treatment of tics in Tourette syndrome: a 6-week randomized trial», in: Journal of Clinical Psychiatry 64 (2003), 4, S. 459–465.
78 Beckmann, Y., Seçil, Y., Güngör, B., Yiğit, T., «Tardive dystonia and the use of cannabis», in: Turk Psikiyatri Dergisi 21 (2010), 1, S. 90 f.
79 Farooq, M. U., Ducommun, E., Goudreau, J., «Treatment of a hyperkinetic movement disorder during pregnancy with dronabinol», in: Parkinsonism and Related Disorders 15 (2009), 3, S. 249–251.
80 Ghorayeb, I., «More evidence of cannabis efficacy in restless legs syndrome», in: Sleep and Breathing 24 (2020), 1, S. 277–279.
81 Consroe, P. F., Wood, G. C., Buchsbaum, H., «Anticonvulsant nature of marihuana smoking», The Journal of the American Medical Association 234 (1975), 3, S. 306 f.
82 Hegde, M., Santos-Sanchez, C., Hess, C. P., Kabir, A. A., Garcia, P. A., «Seizure exacerbation in two patients with focal epilepsy following marijuana cessation», in: Epilepsy and Behavior 25 (2012), 4, S. 563–566.
83 Devinsky, O., Cross, J. H., Laux, L., Marsh, E., Miller, I., Nabbout, R., Scheffer, I. E., Thiele, E. A., Wright, S., «Trial of cannabidiol for drug-resistant seizures in the Dravet syndrome», in: The New England Journal of Medicine 376 (2017), 21, S. 2011–2020.
84 Snider, S. R., Consroe, P., «Treatment of Meige's syndrome with cannabidiol», in: Neurology 34 (1984), (Suppl), S. 147.
85 Consroe, P., Sandyk, R., Snider, S. R., «Open label evaluation of cannabidiol in dystonic movement disorders», in: International Journal of Neuroscience 30 (1986), 4, S. 277–282.
86 Hampson, A. J., Grimaldi, M., «Cannabinoid receptor activation and elevated cyclic AMP reduce glutamate neurotoxicity», in: European Journal of Neuroscience 13 (April 2001), 8, S. 1529–1536.
87 Firsching, R., Piek, J., Skalej, M., Rohde, V., Schmidt, U., Striggow, F.; the KN38-7271 Study Group, «Early survival of comatose patients after severe traumatic brain injury with the dual cannabinoid CB1/CB2 receptor agonist KN38-7271: a randomized, double-blind, placebo-controlled phase II trial, in: Journal of Neurological Surgery Part A: Central European Neurosurgery 73 (August 2012), 4, S. 204–216.
88 Lotan, I., Treves, T. A., Roditi, Y., Djaldetti, R., «Cannabis (medical marijuana) treatment for motor and non-motor symptoms of Parkinson disease: an open-label observational study», in: Clinical Neuropharmacology 37 (2014), 2, S. 41–44.
89 Saft, C., von Hein, S. M., Lücke, T., Thiels, C., Peball, M., Djamshidian, A.,

Heim, B., Seppi, K., «Cannabinoids for treatment of dystonia in Huntington's disease», in: Journal of Huntington's Disease 7 (2018), 2, S. 167–173.

90 Lafuente, H., Pazos, M. R., Alvarez, A., Mohammed, N., Santos, M., Arizti, M., Alvarez, F. J., Martinez-Orgado, J. A., «Effects of cannabidiol and hypothermia on short-term brain damage in new-born piglets after acute hypoxia-Iichemia»; in: Frontiers in Neuroscience 10 (2016), S. 323.

91 Ceprián, M., Jiménez-Sánchez, L., Vargas, C., Barata, L., Hind, W., Martínez-Orgado, J., «Cannabidiol reduces brain damage and improves functional recovery in a neonatal rat model of arterial ischemic stroke», in: Neuropharmacology 116 (2017), S. 151–159.

92 Perez, M., Benitez, S. U., Cartarozzi, L. P., Del Bel, E., Guimarães, F. S., Oliveira, A. L., «Neuroprotection and reduction of glial reaction by cannabidiol treatment after sciatic nerve transection in neonatal rats», in: European Journal of Neuroscience 38 (2013), 10, S. 3424–3434.

93 Nahler, J., «Co-medication with cannabidiol may slow down the progression of motor neuron disease: a case report», in: Journal of General Practice (Los Angeles) 5 (2017), S. 4.

94 Watt, G., Shang, K., Zieba, J., Olaya, J., Li, H., Garner, B., Karl, T., «Chronic Treatment with 50 mg / kg Cannabidiol Improves Cognition and Moderately Reduces Aß42 Levels in 12-Month-Old Male AßPPswe/PS1ΔE9 Transgenic Mice», in: Journal of Alzheimer's Disease 74 (2020), 3, S. 937–950.

95 Aso, E., Andrés-Benito, P., Ferrer, I., «Delineating the efficacy of a cannabis-based medicine at advanced stages of dementia in a murine model, in: Journal of Alzheimer's Disease 54 (2016), 3, S. 903–912.

96 Chagas, M. H., Zuardi, A. W., Tumas, V., Pena-Pereira, M. A., Sobreira, E. T., Bergamaschi, M. M., Dos Santos, A. C., Teixeira, A. L., Hallak, J. E., Crippa, J. A., «Effects of cannabidiol in the treatment of patients with Parkinson's disease: an exploratory double-blind trial, in: Journal of Psychopharmacology 28 (2014), 11, S. 1088–1098.

97 Cooper, R. E., Williams, E., Seegobin, S., Tye, C., Kuntsi, J., Asherson, P., «Cannabinoids in attention-deficit / hyperactivity disorder: a randomised-controlled trial», in: European Neuropsychopharmacology 27 (2017), 8, S. 795–808.

98 Schindler, F., Anghelescu, I., Regen, F., Jockers-Scherubl, M., «Improvement in refractory obsessive compulsive disorder with dronabinol», in: American Journal of Psychiatry 165 (2008), 4, S. 536 f.

99 Karhson, D. S., Krasinska, K. M., Dallaire, J. A., Libove, R. A., Phillips, J. M., Chien, A. S., Garner, J. P., Hardan, A. Y., Parker, K. J., «Plasma anandamide concentrations are lower in children with autism spectrum disorder», in: Molecular Autism 9 (2018), S. 18.

100 Roitman, P., Mechoulam, R., Cooper-Kazaz, R., Shalev, A., «Preliminary, open-label, pilot study of add-on oral Δ9-tetrahydrocannabinol in chronic post-traumatic stress disorder», in: Clinical Drug Investigation 34 (2014), 8, S. 587–591.

101 Volicer, L., Stelly, M., Morris, J., McLaughlin, J., Volicer, B. J., «Effects of dronabinol on anorexia and disturbed behavior in patients with Alzheimer's disease», in: International Journal of Geriatric Psychiatry 12 (1997), S. 913–919.

102 Beal, J. E., Olson, R., Laubenstein, L., Morales, J. P., Bellman, P., Yangco, B., Lefkowitz, L., Plasse, T. F., Shepard, K. V., «Dronabinol as a treatment for anorexia associated with weight loss in patients with AIDS», in: Journal of Pain and Symptom Management 10 (1995), 2, S. 89–97. Regelson, W., Butler, J. R., Schulz, J., Kirk, T., Peek, L., Green, M. L., Zalis, M. O., «Delta-9-tetrahydrocannabinol as an effective antidepressant and appetite-stimulating agent in advanced cancer patients», in: Braude, M. C., Szara, S. (Hrsg.), Pharmacology of Marihuana, Bd. 2, New York 1976: Raven Press, S. 763–776.

103 Anderson, S. P., Zylla, D. M., McGriff, D. M., Arneson, T. J., «Impact of Medical Cannabis on Patient-Reported Symptoms for Patients With Cancer Enrolled in Minnesota's Medical Cannabis Program», in: Journal of Oncology Practice 15 (2019), 4, e338–e345.

104 Poli, P., Crestani, F., Salvadori, C., Valenti, I., Sannino, C., «Medical Cannabis in Patients with Chronic Pain: Effect on Pain Relief, Pain Disability, and Psychological aspects. A Prospective Non randomized Single Arm Clinical Trial», in: Clinical Therapeutics 169 (2018), 3, e102–e107.

105 Li, X., Diviant, J. P., Stith, S. S., Brockelman, F., Keeling, K., Hall, B., Vigil, J. M., «The Effectiveness of Cannabis Flower for Immediate Relief from Symptoms of Depression», in: Yale Journal of Biology & Medicine (2020), S. 251–264.

106 Schwarcz, G., Karajgi, B., «Improvement in refractory psychosis with dronabinol: four case reports», in: Journal of Clinical Psychiatry 71 (2010), 11, S. 1552–1553.

107 «Medicinal Cannabis Effective for Chronic Insomnia in Clinical Trial», in: Practical Neurology, 4. Juni 2020.

108 Fronmüller, B. (1869), «Klinische Studien über die schlafmachende Wirkung der narkotischen Arzneimittel», Erlangen, 1869, S. 69.

109 Lichtman, A. H., Sheikh, S. M., Loh, H. H., Martin, B. R., «Opioid and cannabinoid modulation of precipitated withdrawal in delta(9)-tetrahydrocannabinol and morphine-dependent mice», in: Journal of Pharmacology and Experimental Therapeutics 298 (2001), 3, S. 1007–1014.

110 Mikuriya, T. H., «Cannabis substitution: an adjunctive therapeutic tool in the treatment of alcoholism», in: Medical Times 98 (1970), 4, S. 187–191.

111 Koff, W. C., «Marijuana and sexual activity», in: The Journal of Sex Research 10 (1974), 3, S. 194–204.

112 Fantus, R. J., Lokeshwar, S. D., Kohn, T. P., Ramasamy, R., «The effect of tetrahydrocannabinol on testosterone among men in the United States: results from the National Health and Nutrition Examination Survey», in: World Journal of Urology, 17. Februar 2020.

113 Grimm, O., Löffler, M., Kamping, S., Hartmann, A., Rohleder, C., Leweke, M., Flor, H., «Probing the endocannabinoid system in healthy volunteers: Cannabidiol alters fronto-striatal resting-state connectivity», in: European Neuropsychopharmacology 28 (2018), 7, S. 841–849.

114 Leweke, F. M., Piomelli, D., Pahlisch, F., Muhl, D., Gerth, C. W., Hoyer, C., Klosterkötter, J., Hellmich, M., Koethe, D., «Cannabidiol enhances anandamide signaling and alleviates psychotic symptoms of schizophrenia», Translational Psychiatry 2 (2012), e94.

115 McGuire, P., Robson, P., Cubala, W. J., Vasile, D., Morrison, P. D., Barron, R., Taylor, A., Wright, S., «Cannabidiol (CBD) as an adjunctive therapy in schizophrenia: a multicenter randomized controlled trial», in: American Journal of Psychiatry 175 (2018), 3, S. 225–231.

116 Bergamaschi, M. M., Queiroz, R. H., Chagas, M. H., de Oliveira, D. C., De Martinis, B. S., Kapczinski, F., Quevedo, J., Roesler, R., Schröder, N., Nardi, A. E., Martín-Santos, R., Hallak, J. E., Zuardi, A. W., Crippa, J. A., «Cannabidiol reduces the anxiety induced by simulated public speaking in treatment-naïve social phobia patients», in: Neuropsychopharmacology 36 (2011) 6, S. 1219 – 1226.

117 Elms, L., Shannon, S., Hughes, S., Lewis, N., «Cannabidiol in the Treatment of Post-Traumatic Stress Disorder: A Case Series», in: Journal of Alternative and Complementary Medicine 25 (2019), 4, S. 392–397.

118 Linge, R., Jiménez-Sánchez, L., Campa, L., Pilar-Cuéllar, F., Vidal, R., Pazos, A., Adell, A., Díaz, Á., «Cannabidiol induces rapid-acting antidepressant-like effects and enhances cortical 5-HT / glutamate neurotransmission: role of 5-HT1A receptors», in: Neuropharmacology 103 (2016), S. 16–26.

119 Nicholson, A. N., Turner, C., Stone, B. M., Robson, P. J., «Effect of Delta-9-tetrahydrocannabinol and cannabidiol on nocturnal sleep and early-morning behavior in young adults», in: Journal of Clinical Psychopharmacology 24 (2004), 3, S. 305–313.

120 Consroe, P., Sandyk, R., Snider, S. R., «Open label evaluation of cannabidiol in dystonic movement disorders», in: International Journal of Neuroscience 30 (1986), 4, S. 277–282.

121 Belendiuk, K. A., Babson, K. A., Vandrey, R., Bonn-Miller, M. O., «Cannabis species and cannabinoid concentration preference among sleep-disturbed medicinal cannabis users», in: Addictive Behaviors 50 (2015), S. 178–181.

122 Hurd, Y. L., Spriggs, S., Alishayev, J., Winkel, G., Gurgov. K., Kudrich, C., Oprescu, A. M., Salsitz, E., «Cannabidiol for the reduction of cue-induced craving and anxiety in drug-abstinent individuals with heroin use disorder: a double-blind randomized placebo-controlled trial», in: American Journal of Psychiatry 176 (2019), 11, S. 911–922.

123 Crippa, J. A., Hallak, J. E., Machado-de-Sousa, J. P., Queiroz, R. H., Bergamaschi, M., Chagas, M. H., Zuardi, A. W., «Cannabidiol for the treatment of cannabis withdrawal syndrome: a case report», in: Journal of Clinical Pharmacy and Therapeutics 38 (2013), 2, S. 162–164.

124 Laczkovics, C., Kothgassner, O. D., Felnhofer, A., Klier, C. M., «Cannabidiol treatment in an adolescent with multiple substance abuse, social anxiety and depression», in: Neuropsychiatry, 12. Februar 2020.

125 Casarotto, P. C., Gomes, F. V., Resstel, L. B., Guimarães, F. S., «Cannabidiol inhibitory effect on marble-burying behaviour: involvement of CB1 receptors», in: Behavioural Pharmacology 21 (2010), 4, S. 353–358.

126 Fleury-Teixeira, P., Caixeta, F. V., Ramires da Silva, L. C., Brasil-Neto, J. P., Malcher-Lopes, R., «Effects of CBD-Enriched Cannabis Sativa Extract on Autism Spectrum Disorder Symptoms: An Observational Study of 18 Participants Undergoing Compassionate Use», in: Frontiers in Neurology 10 (2019), S. 1145.

127 Efron, D., Freeman, J. L., Cranswick, N., Payne, J. M., Mulraney, M., Prakash, C., Lee, K. J., Taylor, K., Williams, K., «A pilot randomised placebo-controlled trial of cannabidiol to reduce severe behavioural problems in children and adolescents with intellectual disability», in: British Journal of Clinical Pharmacology, 1. Juni 2020.

128 Meiri, E., Jhangiani, H., Vredenburgh, J. J., Barbato, L. M., Carter, F. J., Yang, H. M., Baranowski, V., «Efficacy of dronabinol alone and in combination with ondansetron versus ondansetron alone for delayed chemotherapy-induced nausea and vomiting», in: Current Medical Research and Opinion 23 (2007), 3, S. 533–543.

129 Zikos, T. A., Nguyen, L., Kamal, A., Fernandez-Becker, N., Regalia, K., Nandwani, M., Sonu, I., Garcia, M., Okafor, P., Neshatian, L., Grewal, D., Garcia, P., Triadafilopoulos, G., Clarke, J. O., «Marijuana, ondansetron, and promethazine are perceived as most effective treatments for gastrointestinal nausea», in: Digestive Diseases and Sciences, 17. März 2020.

130 De Jong, B. C., Prentiss, D., McFarland, W., Machekano, R., Israelski, D. M.,

«Marijuana use and its association with adherence to antiretroviral therapy among HIV-infected persons with moderate to severe nausea», in: Journal of Acquired Immune Deficiency Syndromes 38 (2005), 1, S. 43–46.

131 Westfall, R. E., Janssen, P. A., Lucas, P., Capler, R., «Survey of medicinal cannabis use among childbearing women: patterns of its use in pregnancy and retroactive self-assessment of its efficacy against ‹morning sickness› », in: Complementary Therapies in Clinical Practice 12 (2006), 1, S. 27–33.

132 Salama, R. A. A., Abdelsalam, R. M., Abdel-Salam, O. M. E., Khattab, M. M., Salem, N. A., El-Khyat, Z. A., Morsy, F. A., Eldenshary, E. D. S., «Modulation of gastric acid secretion by cannabinoids in rats», in: Journal of Biochemical and Molecular Toxicology 33 (2019), 3, S. e22256.

133 Kinsey, S. G., Cole, E. C., «Acute Δ(9)-tetrahydrocannabinol blocks gastric hemorrhages induced by the nonsteroidal anti-inflammatory drug diclofenac sodium in mice», in: European Journal of Pharmacology 715 (2013), 1–3, S. 111–116.

134 Fichna, J., Wood, J. T., Papanastasiou, M., Vadivel, S. K., Oprocha, P., Sałaga, M., Sobczak, M., Mokrowiecka, A., Cygankiewicz, A. I., Zakrzewski, P. K., Małecka-Panas, E., Krajewska, W. M., Kościelniak, P., Makriyannis, A., Storr, M. A., «Endocannabinoid and cannabinoid-like fatty acid amide levels correlate with pain-related symptoms in patients with IBS-D and IBS-C: a pilot study», in: PLoS One 8 (2013), 12, S. e85073.

135 Hegde, V. L., Nagarkatti, P. S., Nagarkatti, M., «Role of myeloid-derived suppressor cells in amelioration of experimental autoimmune hepatitis following activation of TRPV1 receptors by cannabidiol», in: PLoS One 6 (2011), 4, S. e18281.

136 Avraham, Y., Grigoriadis, N., Poutahidis, T., Vorobiev, L., Magen, I., Ilan, Y., Mechoulam, R., Berry, E., «Cannabidiol improves brain and liver function in a fulminant hepatic failure-induced model of hepatic encephalopathy in mice», in: British Journal of Pharmacology 162 (2011), 7, S. 1650–1658.

137 Yang, L., Rozenfeld, R., Wu, D., Devi, L. A., Zhang, Z., Cederbaum, A., «Cannabidiol protects liver from binge alcohol-induced steatosis by mechanisms including inhibition of oxidative stress and increase in autophagy», in: Free Radical Biology and Medicine 68 (2014), S. 260–267.

138 Grotenhermen, F., Müller-Vahl, K., «Medicinal Uses of Marijuana and Cannabinoids», in: Critical Reviews in Plant Sciences 35 (2016), 5–6, S. 378–405.

139 Brisbois, T. D., de Kock, I. H., Watanabe, S. M., Mirhosseini, M., Lamoureux, D. C., Chasen, M., Macdonald, N., Baracos, V. E., Wismer, W. V.,

«Delta-9-tetrahydrocannabinol may palliate altered chemosensory perception in cancer patients: results of a randomized, double-blind, placebo-controlled pilot trial», in: Annals of Oncology 22 (2011), 9, S. 2086–2093.

140 Volicer, L., Stelly, M., Morris, J., McLaughlin, J., Volicer, B. J., «Effects of dronabinol on anorexia and disturbed behavior in patients with Alzheimer's disease», in: International Journal of Geriatric Psychiatry 12 (1997), S. 913–919.

141 Wilson, M. M., Philpot, C., Morley, J. E., «Anorexia of aging in long term care: is dronabinol an effective appetite stimulant? – a pilot study», in: The Journal of Nutrition, Health and Aging 11 (2007), 2, S. 195–198.

142 Ross, J. M., Pacheco-Colón, I., Hawes, S. W., Gonzalez, R., «Bidirectional Longitudinal Associations Between Cannabis Use and Body Mass Index Among Adolescents», in: Cannabis and Cannabinoid Research (2020), 5(1), S. 81–88.

143 Rajavashisth, T. B., Shaheen, M., Norris, K. C., Pan, D., Sinha, S. K., Ortega, J., Friedman, T. C., «Decreased prevalence of diabetes in marijuana users: cross-sectional data from the National Health and Nutrition Examination Survey (NHANES) III», in: British Medical Journal Open 2 (2012), 1, e000494.

144 Penner, E. A., Buettner, H., Mittleman, M. A., «The impact of marijuana use on glucose, insulin, and insulin resistance among US adults», in: American Journal of Medicine 126 (2013), 7, S. 583–589.

145 Scopinho, A. A., Guimarães, F. S., Corrêa, F. M., Resstel, L. B., «Cannabidiol inhibits the hyperphagia induced by cannabinoid-1 or serotonin-1A receptor agonists», in: Pharmacology, Biochemistry and Behavior 98 (2011), 2, S. 268–272.

146 Farrimond, J. A., Whalley, B. J., Williams, C. M., «Non-Δ^9tetrahydrocannabinol phytocannabinoids stimulate feeding in rats», in: Behavioural Pharmacology 23 (2012), 1, S. 113–117.

147 Ignatowska-Jankowska, B., Jankowski, M. M., Swiergiel, A. H., «Cannabidiol decreases body weight gain in rats: involvement of CB2 receptors», in: Neuroscience Letters 490 (2011), 1, S. 82–84.

148 Lopez, H. L., Cesareo, K. R., Raub, B., Kedia, A. W., Sandrock, J. E., Kerksick, C. M., Ziegenfuss, T. N., «Effects of Hemp Extract on Markers of Wellness, Stress Resilience, Recovery and Clinical Biomarkers of Safety in Overweight, But Otherwise Healthy Subjects», in: Journal of Dietary Supplements (2020), S. 1–26.

149 Weiss, L., Zeira, M., Reich, S., Har-Noy, M., Mechoulam, R., Slavin, S., Gallily, R., «Cannabidiol lowers incidence of diabetes in non-obese diabetic mice», in: Autoimmunity 39 (2006), 2, S. 143–151.

150 Liou, G., El-Remessy, A., Ibrahim, A., Caldwell, R., Khalifa, Y., Gunes, A., Nussbaum, J., «Cannabidiol as a putative novel therapy for diabetic retinopathy: a postulated mechanism of action as an entry point for biomarker-guided clinical development», in: Current Pharmacogenomics and Personalized Medicine 7 (2009), 3, S. 215–222.

151 Neff, G. W., O'Brien, C. B., Reddy, K. R., Bergasa, N. V., Regev, A., Molina, E., Amaro, R., Rodriguez, M. J., Chase, V., Jeffers, L., Schiff, E., «Preliminary observation with dronabinol in patients with intractable pruritus secondary to cholestatic liver disease», in: American Journal of Gastroenterology 97 (2002), 8, S. 2117–2119.

152 Chelliah, M. P., Zinn, Z., Khuu, P., Teng, J. M. C., «Self-initiated use of topical cannabidiol oil for epidermolysis bullosa», in: Pediatric Dermatology 35 (2018), 4, e224–e227

153 Pucci, M., Rapino, C., Di Francesco, A., Dainese. E., D'Addario, C., Maccarrone, M., «Epigenetic control of skin differentiation genes by phytocannabinoids», in: British Journal of Pharmacology 170 (2013), 3, S. 581–591.

154 Oláh, A., Markovics, A., Szabó-Papp, J., Szabó, P. T., Stott, C., Zouboulis, C. C., Bíró, T., «Differential effectiveness of selected non-psychotropic phytocannabinoids on human sebocyte functions implicates their introduction in dry / seborrheic skin and acne treatment», in: Experimental Dermatology 25 (2016), 9, S. 701–707.

155 Ebd.

156 Tashkin, D. P., Shapiro, B. J., Lee, Y. E., Harper, C. E., «Effects of smoked marijuana in experimentally induced asthma», in: The American Review of Respiratory Disease 112 (1975), 3, S. 377–386.

157 Gong, H. Jr, Tashkin, D. P., Calvarese, B., «Comparison of bronchial effects of nabilone and terbutaline in healthy and asthmatic subjects», in: Journal of Clinical Pharmacology 23 (1983), 4, S. 127–133.

158 Prasad, B., Radulovacki, M. G., Carley, D. W., «Proof of concept trial of dronabinol in obstructive sleep apnea», in: Frontiers in Psychiatry 4 (2013), S. 1.

159 Pickering, E. E., Semple, S. J., Nazir, M. S., Murphy, K., Snow, T. M., Cummin, A. R., Moosavi, S., Guz, A., Holdcroft, A., «Cannabinoid effects on ventilation and breathlessness: a pilot study of efficacy and safety», in: Chronic Respiratory Disease 8 (2011), 2, S. 109–118.

160 Dudášová, A., Keir, S. D., Parsons, M. E., Molleman, A., Page, C. P., «The effects of cannabidiol on the antigen-induced contraction of airways smooth muscle in the guinea-pig», in: Pulmonary Pharmacology and Therapeutics 26 (2013), 3, S. 373–379.

161 Liu, D. Z., Hu, C. M., Huang, C. H., Wey, S. P., Jan, T. R., «Cannabidiol at-

tenuates delayed-type hypersensitivity reactions via suppressing T-cell and macrophage reactivity», in: Acta Pharmacologica Sinica 31 (2010), 12, S. 1611–1617.

162 Hepler, R. S., Frank, I. M., Ungerleider, J. T., «Pupillary constriction after marijuana smoking», in: American Journal of Ophthalmology 74 (1972), 6, S. 1185–1190.

163 Plange, N., Arend, K. O., Kaup, M., Doehmen, B., Adams, H., Hendricks, S., Cordes, A., Huth, J., Sponsel, W. E., Remky, A., «Dronabinol and retinal hemodynamics in humans», in: American Journal of Ophthalmology 143 (2007), 1, S. 173 f.

164 Nightingale, T. E., Tejpar, T., O'Connell, C., Krassioukov, A. V., «Using Cannabis to Control Blood Pressure After Spinal Cord Injury: A Case Report», in: Annals of Internal Medicine, 16. Juni 2020.

165 Feng, Y., Chen, F., Ting, Y., Xia, Q., Liu, Y., Huang, G., Zhang, J., Oyen, R., Ni, Y., «Pharmacologic effects of cannabidiol on acute reperfused myocardial infarction in rabbits: evaluated with 3.0T cardiac magnetic resonance imaging and histopathology», in: Journal of Cardiovascular Pharmacology 66 (2015), 4, S. 354–363.

166 Rajesh, M., Mukhopadhyay, P., Bátkai, S., Patel, V., Saito, K., Matsumoto, S., Kashiwaya, Y., Horváth, B., Mukhopadhyay, B., Becker, L., Haskó, G., Liaudet, L., Wink, D. A., Veves, A., Mechoulam, R., Pacher, P., «Cannabidiol attenuates cardiac dysfunction, oxidative stress, fibrosis, and inflammatory and cell death signaling pathways in diabetic cardiomyopathy», in: Journal of the American College of Cardiology 56 (2010), 25, S. 2115–2125.

167 Jadoon, K. A., Tan, G. D., O'Sullivan, S. E., «A single dose of cannabidiol reduces blood pressure in healthy volunteers in a randomized crossover study», in: JCI Insight 2 (2017), 12, e93760

168 Wheal, A. J., Cipriano, M., Fowler, C. J., Randall, M. D., O'Sullivan, S. E., «Cannabidiol improves vasorelaxation in Zucker diabetic fatty rats through cyclooxygenase activation», in: Journal of Pharmacology and Experimental Therapeutics 351 (2014), 2, S. 457–466.

169 Stanley, C. P., Hind, W. H., Tufarelli, C., O'Sullivan, S. E., «Cannabidiol causes endothelium-dependent vasorelaxation of human mesenteric arteries via CB1 activation», in: Cardiovascular Research 107 (2015), 4, S. 568–578.

170 Grotenhermen, F., «Cannabis gegen Krebs: Der Stand der Wissenschaft und praktische Folgerungen für die Therapie», Solothurn, Schweiz: Nachtschatten Verlag, 2017.

171 Kumar, V., Torben, W., Kenway, C. S., Schiro, F. R., Mohan, M., «Longitudinal Examination of the Intestinal Lamina Propria Cellular Compartment of Simian Immunodeficiency Virus-Infected Rhesus Macaques Provides

Broader and Deeper Insights into the Link between Aberrant MicroRNA Expression and Persistent Immune Activation», in: Journal of Virology 90 (2016), 10, S. 5003–5019.

172 Costantino, C. M., Gupta, A., Yewdall, A. W., Dale, B. M., Devi, L. A., Chen, B. K., «Cannabinoid receptor 2-mediated attenuation of CXCR4-tropic HIV infection in primary CD4+ T cells», in: PLoS One 7 (2012), 3, e33961.

173 Rao, R., Nagarkatti, P. S., Nagarkatti, M., «Δ9T etrahydrocannabinol attenuates Staphylococcal enterotoxin B – induced inflammatory lung injury and prevents mortality in mice by modulation of miR – 17 – 92 cluster and induction of T – regulatory cells», in: British Journal of Pharmacology 172 (2015), 7, S. 1792–1806.

174 Roulette, C. J., Kazanji, M., Breurec, S., Hagen, E. H., «High prevalence of cannabis use among Aka foragers of the Congo Basin and its possible relationship to helminthiasis», in: American Journal of Human Biology 28 (2016), 1, S. 5–15.

175 Wassmann, C. S., Højrup, P., Klitgaard, J. K., «Cannabidiol is an effective helper compound in combination with bacitracin to kill Gram-positive bacteria», in: Scientific Reports 10 (2020), 1, S. 4112.

176 Kosgodage, U. S., Matewele, P., Awamaria, B., Kraev, I., Warde, P., Mastroianni, G., Nunn, A. V., Guy, G. W., Bell, J. D., Inal, J. M., Lange, S., «Cannabidiol Is a Novel Modulator of Bacterial Membrane Vesicles», in: Frontiers in Cellular and Infection Microbiology 9 (2019), S. 324.

177 Dirikoc, S., Priola, S. A., Marella, M., Zsürger, N., Chabry, J., «Nonpsychoactive cannabidiol prevents prion accumulation and protects neurons against prion toxicity», in: Journal of Neuroscience 27 (2007), 36, S. 9537–9544.

178 Campos, A. C., Brant, F., Miranda, A. S., Machado, F. S., Teixeira, A. L., «Cannabidiol increases survival and promotes rescue of cognitive function in a murine model of cerebral malaria», in: Neuroscience 289 (2015), S. 166–180.

179 Kogan, N. M., Melamed, E., Wasserman, E., Raphael, B., Breuer, A., Stok, K. S., Sondergaard, R., Escudero, A. V., Baraghithy, S., Attar-Namdar, M., Friedlander-Barenboim, S., Mathavan, N., Isaksson, H., Mechoulam, R., Müller, R., Bajayo, A., Gabet, Y., Bab, I., «Cannabidiol, a major non-psychotrophic cannabis constituent enhances fracture healing and stimulates lysyl hydroxylase activity in osteoblasts», in: Journal of Bone and Mineral Research 30 (2015), 10, S. 1905–1913.

180 Weltgesundheitsorganisation, Präambel der Verfassung. Verfügbar unter: https://www.who.int/about/who-we-are/constitution

181 WHOQOL Measuring Quality of Life. World Health Organization – Division of Mental Health and Prevention of Substance Abuse, 1997, Verfügbar unter: https://apps.who.int/iris/handle/10665/63482

182 Schlienz, N. J., Scalsky, R., Martin, E. L., Jackson, H., Munson, J., Strickland, J. C., Bonn-Miller, M. O., Loflin, M., Vandrey, R., «A Cross-Sectional and Prospective Comparison of Medicinal Cannabis Users and Controls on Self-Reported Health», in: Cannabis and Cannabinoid Research, 8. Juni 2020.

183 Bouso, J. C., Jiménez-Garrido, D., Ona, G., Woźnica, D., Dos Santos, R. G., Hallak, J. E. C., Paranhos, B. A. P. B., de Almeida Mendes, F., Yonamine, M., Alcázar-Córcoles, M. Á., Farré, M., «Quality of Life, Mental Health, Personality and Patterns of Use in Self- Medicated Cannabis Users with Chronic Diseases: A 12-Month Longitudinal Study», in: Phytotherapy Research, 21. Februar 2020.

184 Bruce, D., Foster, E., Shattell, M., «Perceived Efficacy of Medical Cannabis in the Treatment of Co-Occurring Health-Related Quality of Life Symptoms», in: Behavioral Medicine, 6. November 2019.

185 Capano, A., Weaver, R., Burkman, E., «Evaluation of the effects of CBD hemp extract on opioid use and quality of life indicators in chronic pain patients: a prospective cohort study», in: Postgraduate Medical Journal 132 (2020), 1, S. 56–61.

186 Corroon, J., Phillips, J. A., «A Cross-Sectional Study of Cannabidiol Users», in: Cannabis and Cannabinoid Research 3 (2018), 1, S. 152–161.

187 Fuss, J., Steinle, J., Bindila, L., Auer, M. K., Kirchherr, H., Lutz, B., Gass, P., «A runner's high depends on cannabinoid receptors in mice», in: Proceedings of the National Academy of Sciences of the United States of America 112 (2015), 42, 13105–8.

188 Stensson, N., Gerdle, B., Ernberg, M., Mannerkorpi, K., Kosek, E., Ghafouri, B., «Increased Anandamide and Decreased Pain and Depression after Exercise in Fibromyalgia», in: Medicine & Science in Sports & Exercise 52 (2020), 7, S. 1617–1628.

189 Ludtke, D. D., Siteneski, A., Galassi, T. O., Buffon, A. C., Cidral-Filho, F. J., Reed, W. R., Salgado, A. S. I., Dos Santos, A. R. S., Martins, D. F., «High-intensity swimming exercise reduces inflammatory pain in mice by activation of the endocannabinoid system», in: Scandinavian Journal of Medicine and Science in Sports, 1. Mai 2020.

190 Brellenthin, A. G., Crombie, K. M., Hillard, C. J., Brown, R. T., Koltyn, K. F., «Psychological and endocannabinoid responses to aerobic exercise in substance use disorder patients», in: Journal of Substance Abuse Treatment, 15. November 2019.

191 Meyer, J. D., Crombie, K. M., Cook, D. B., Hillard, C. J., Koltyn, K. F., «Se-

rum Endocannabinoid and Mood Changes after Exercise in Major Depressive Disorder», in: Medicine & Science in Sports & Exercise 51 (2019), 9, S. 1909–1917.

192 Gamelin, F. X., Cuvelier, G., Mendes, A., Aucouturier, J., Berthoin, S., Di Marzo, V., Heyman, E., «Cannabidiol in sport: Ergogenic or else?», in: Pharmacological Research 156 (2020), 104764.

193 Singh, Y., Bali, C.: «Cannabis extract treatment for terminal acute lymphoblastic leukemia with a Philadelphia chromosome mutation», in: Case Reports in Oncology (2013), 6(3), S. 585–592.

194 Hashibe, M., Straif, K., Tashkin, D. P., Morgenstern, H., Greenland, S., Zhang, Z. F., «Epidemiologic review of marijuana use and cancer risk», in; Alcohol 35 (2005), 3, S. 265–275.

195 Hashibe, M., Morgenstern, H., Cui, Y., Tashkin, D. P., Zhang, Z. F., Cozen, W., Mack, T. M., Greenland, S., «Marijuana use and the risk of lung and upper aerodigestive tract cancers: results of a population-based case-control study», in: Cancer Epidemiology, Biomarkers & Prevention 15 (2006), 10, S. 1829–1834.

196 Pressemitteilung von GW Pharmaceuticals vom 7. Februar 2017.

197 Damkier, P., Lassen, D., Christensen, M. M. H., Madsen, K. G., Hellfritzsch, M., Pottegård, A., «Interaction between warfarin and cannabis», in: Basic & Clinical Pharmacology & Toxicology (2019), 124(1), S. 28–31.

198 Takakuwa, K. M., Hergenrather, J. Y., Shofer, F. S., Schears, R. M., «The Impact of Medical Cannabis on Intermittent and Chronic Opioid Users with Back Pain: How Cannabis Diminished Prescription Opioid Usage», in: Cannabis and Cannabinoid Research, 9. Januar 2020.

199 Savage, T. E., Sourbron, J., Bruno, P. L., Skirvin, L. A., Wolper, E. S., Anagnos, C. J., Thiele, E. A., «Efficacy of cannabidiol in subjects with refractory epilepsy relative to concomitant use of clobazam», in: Epilepsy Research 160 (2020), 106263.

200 Ali, S., Scheffer, I. E., Sadleir, L. G., «Efficacy of cannabinoids in paediatric epilepsy», in: Developmental Medicine and Child Neurology 61 (2019), 1, S. 13–18.

201 Yamaori, S., Koeda, K., Kushihara, M., Hada, Y., Yamamoto, I., Watanabe, K., «Comparison in the in vitro inhibitory effects of major phytocannabinoids and polycyclic aromatic hydrocarbons contained in marijuana smoke on cytochrome P450 2C9 activity», in: Drug Metabolism and Pharmacokinetics 27 (2012), 3, S. 294–300.

202 Geffrey, A. L., Pollack, S. F., Bruno, P. L., Thiele, E. A., «Drug-drug interaction between clobazam and cannabidiol in children with refractory epilepsy», in: Epilepsia 56 (2015), 8, S. 1246–1251.

203 Gaston, T. E., Bebin, E. M., Cutter, G. R., Liu, Y., Szaflarski, J. P., UAB CBD Program, «Interactions between cannabidiol and commonly used antiepileptic drugs», in: Epilepsia 58 (2017), 9, S. 1586–1592.

204 McNamara, N. A., Dang, L. T., Sturza, J., Ziobro, J. M., Fedak Romanowski, E. M., Smith, G. C., Joshi, S. M., Leber, S. M., Carlson, M., Robertson, P., Shellhaas, R. A., «Thrombocytopenia in pediatric patients on concurrent cannabidiol and valproic acid», in: Epilepsia, 2. Juli 2020.

205 Navarro, G., Reyes-Resina, I., Rivas-Santisteban, R., Sánchez de Medina, V., Morales, P., Casano, S., Ferreiro-Vera, C., Lillo, A., Aguinaga, D., Jagerovic, N., Nadal, X., Franco, R., «Cannabidiol skews biased agonism at cannabinoid CB1 and CB2 receptors with smaller effect in CB1-CB2 heteroreceptor complexes», in: Biochemical Pharmacology 157 (2018), S. 148–158.

206 Martínez-Pinilla, E., Varani, K., Reyes-Resina, I., Angelats, E., Vincenzi, F., Ferreiro-Vera, C., Oyarzabal, J., Canela, E. I., Lanciego, J. L., Nadal, X., Navarro, G., Borea, P. A., Franco, R., «Binding and Signaling Studies Disclose a Potential Allosteric Site for Cannabidiol in Cannabinoid CB2 Receptors», in: Frontiers in Pharmacology 8 (2017), S. 744.

207 Joy, J. E., Watson, S. J., Benson, J. A. (eds.), «Marijuana and Medicine: Assessing the Science Base», in: Institute of Medicine, National Academy Press, Washington D. C. 1999.

208 Matheson, J., Mann, R. E., Sproule, B., Huestis, M. A., Wickens, C. M., Stoduto, G., George, T. P., Rehm, J., Le Foll, B., Brands, B., «Acute and residual mood and cognitive performance of young adults following smoked cannabis», in: Pharmacology, Biochemistry and Behaviour (2020), 194, S. 172937.

209 Vandrey, R. G., Budney, A. J., Hughes, J. R., Liguori, A., «A within-subject comparison of withdrawal symptoms during abstinence from cannabis, tobacco, and both substances», Drug and Alcohol Dependence 92 (2008), 1–3, S. 48–54.

210 Nawa, N., Garrison-Desany, H. M., Kim, Y., Ji, Y., Hong, X., Wang, G., Pearson, C., Zuckerman, B. S., Wang, X., Surkan, P. J., in: «Maternal persistent marijuana use and cigarette smoking are independently associated with shorter gestational age», in: Paediatric and Perinatal Epidemiology, 30. Juni 2020.

211 Torres, C. A., Medina-Kirchner, C., O'Malley, K. Y., Hart, C. L., «Totality of the Evidence Suggests Prenatal Cannabis Exposure Does Not Lead to Cognitive Impairments: A Systematic and Critical Review», in: Frontiers in Psychology, 8. Mai 2020.

212 Martin, R. C., Gaston, T. E., Thompson, M., Ampah, S. B., Cutter, G., Bebin, E. M., Szaflarski, J. P., «Cognitive functioning following long-term

cannabidiol use in adults with treatment-resistant epilepsy», in: Epilepsy & Behavior 97 (2019), S. 105–110.

213 Bergamaschi, M. M., Queiroz, R. H., Zuardi, A. W., Crippa, J. A., «Safety and side effects of cannabidiol, a Cannabis sativa constituent», in: Current Drug Safety 6 (2011),4, S. 237–249.

214 Iffland, K., Grotenhermen, F., «An Update on Safety and Side Effects of Cannabidiol: A Review of Clinical Data and Relevant Animal Studies», in: Cannabis and Cannabinoid Research 2 (2017), 1, S. 139–154.

215 Taylor, L., Crockett, J., Tayo, B., Morrison, G., «A Phase 1, Open-Label, Parallel- Group, Single-Dose Trial of the Pharmacokinetics and Safety of Cannabidiol (CBD) in Subjects With Mild to Severe Hepatic Impairment», in: Journal of Clinical Pharmacology 59 (2019), 8, S. 1110–1119.

216 Feinshtein, V., Erez, O., Ben-Zvi, Z., Erez, N., Eshkoli, T., Sheizaf, B., Sheiner, E., Huleihel, M., Holcberg, G., «Cannabidiol changes P-gp and BCRP expression in trophoblast cell lines», in: PeerJ 12 (2013), 1, e153.

217 Wang, M., Wang, Y. H., Avula, B., Radwan, M. M., Wanas, A. S., van Antwerp, J., Parcher, J. F., ElSohly, M. A., Khan, I. A., «Decarboxylation Study of Acidic Cannabinoids: A Novel Approach Using Ultra-High-Performance Supercritical Fluid Chromatography / Photodiode Array-Mass Spectrometry», in: Cannabis and Cannabinoid Research (2016), 1(1), S. 262–271.

218 Taylor, L., Gidal, B., Blakey, G., Tayo, B., Morrison, G., «A Phase I, Randomized, Double-Blind, Placebo-Controlled, Single Ascending Dose, Multiple Dose, and Food Effect Trial of the Safety, Tolerability and Pharmacokinetics of Highly Purified Cannabidiol in Healthy Subjects», in: CNS Drugs 33 (2019), 4, S. 397.

219 Lunn, S., Diaz, P., O'Hearn, S., Cahill, S. P., Blake, A., Narine, K., Dyck, J. R. B., «Human Pharmacokinetic Parameters of Orally Administered Δ9-Tetrahydrocannabinol Capsules Are Altered by Fed Versus Fasted Conditions and Sex Differences», in: Cannabis Cannabinoid Research 4 (2019), 4, S. 255–264.

220 Bohlmann, F., Hoffman, E., «Cannabigerol-ähnliche Verbindungen aus Helichrysum Umbraculigerum», in: Phytochemistry 18 (1979), S. 371–374.

221 Toyota, M., Shimamura, T., Ishii, H., Renner, M., Braggins, J., Asakawa, Y., «New bibenzyl cannabinoid from the New Zealand liverwort Radula marginata», in: Chemical & Pharmaceutical Bulletin (Tokyo) 50 (2002), 10, S. 1390–1392.

222 Chicca, A., Schafroth, M. A., Reynoso-Moreno, I., Erni, R., Petrucci, V., Carreira, E. M., Gertsch, J., «Uncovering the psychoactivity of a cannabinoid from liverworts associated with a legal high», in: Science Advances 4 (2018), 10, eaat2166.

223 Gertsch, J., Schoop, R., Kuenzle, U., Suter, A., «Echinacea alkylamides modulate TNF-alpha gene expression via cannabinoid receptor CB2 and multiple signal transduction pathways», in: FEBS Lett 577 (2004), 3, S. 563–569.

224 See, G., «Anwendung der Cannabis indica in der Behandlung der Neurosen und gastrischen Dyspepsieen», in: Deutsche Medizinische Wochenschrift 16 (1890), 34, S. 771–774.

Umes Arunagirinathan
Der verlorene Patient

Wie uns das Geschäft mit der Gesundheit krank macht

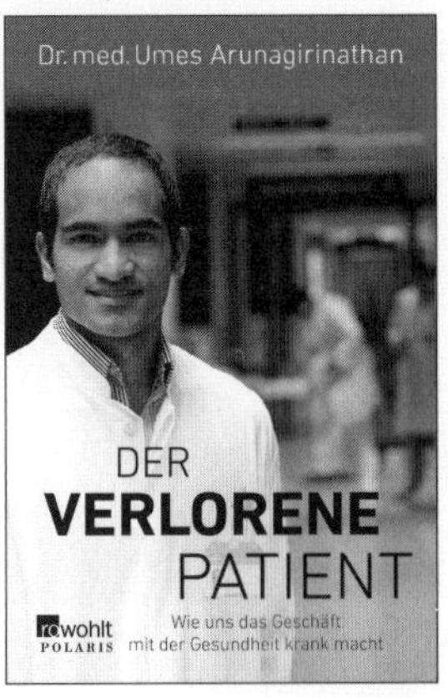

256 Seiten

Appell für eine wirklich patientenorientierte Medizin!

Krankenhäuser und Praxen haben sich in den letzten Jahren mehr und mehr zu Wirtschaftsunternehmen entwickelt – zum Nachteil der Patienten und des Personals. Das System ist strikt auf Gewinn ausgerichtet, gleichzeitig ist eine enorme Verschwendung an menschlichen und materiellen Ressourcen zu beobachten. Überversorgung und Mangel sind die beiden Seiten einer Medaille. Die Corona-Pandemie hat es wie unter einem Brennglas gezeigt: Einerseits sind wir enorm leistungsfähig, andererseits schlecht organisiert und unterfinanziert.

Dr. med. Umes Arunagirinathan schlägt Alarm. Klar und authentisch benennt er die Missstände und zeigt auf, was sich ändern muss – damit das Wohl der Patienten im Mittelpunkt steht, nicht der Profit.

Weitere Informationen finden Sie unter **rowohlt.de**

Alex Loyd

Innere Heilung: Der neue Healing Code

Die 10-Minuten-Methode

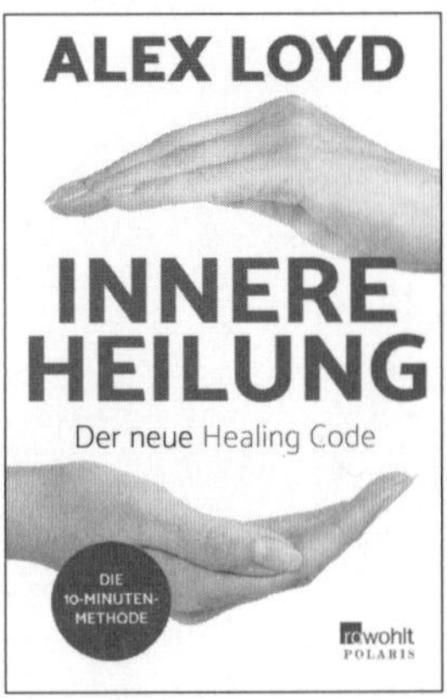

304 Seiten

Endlich: Alex Loyd, Erfinder des legendären Healing Codes, legt den Nachfolgeband seines Bestsellers vor – mit einfachen Anleitungen, sein Leben selbst in die Hand zu nehmen und sich der eigenen Vergangenheit zu stellen. Während sich der erste Band, «Der Healing Code», mit der Heilung von physischen und psychischen Erkrankungen beschäftigte, geht der zweite Band nun tiefer: Loyd bietet ein revolutionäres Programm, das Memory Engineering, an, mit dem Traumata, negative Prägungen und grundlegende Verhaltensmuster verändert und aufgelöst werden können. Wie immer benutzt er dazu spezielle Grifftechniken, mit deren Hilfe man in nur wenigen Minuten täglich erstaunliche Ergebnisse erzielen kann.